简明护理论文写作技巧

李 旭 著

苏州大学出版社

图书在版编目(CIP)数据

简明护理论文写作技巧／李旭著.—苏州：苏州
大学出版社，2020.1
ISBN 978-7-5672-2941-9

Ⅰ.①简… Ⅱ.①李… Ⅲ.①护理学-论文-写作
Ⅳ.①R472

中国版本图书馆 CIP 数据核字(2019)第 256709 号

简明护理论文写作技巧

李 旭 著

助理编辑　牛涵波

责任编辑　史创新

苏州大学出版社出版发行

(地址:苏州市十梓街 1 号　邮编:215006)

常州市武进第三印刷有限公司印装

(地址:常州市湟里镇村前街　邮编:213154)

开本 787mm×1 092mm　1/16　印张 12.25　字数 254 千

2020 年 1 月第 1 版　2020 年 1 月第 1 次印刷

ISBN 978-7-5672-2941-9　定价:42.00 元

前言

　　像那些"拥有过去比未来还多"的人一样，我也经常怀旧，怀念当年我做临床护士（10 年）、护理教师（5 年）、医学情报人员（5 年）和护理专业期刊编辑（15 年）时沉浸于工作状态的快乐时光。由于我的职业生涯始终与护理结缘，所以除了我曾经所在医院的同事之外，我还结识了很多《国外医学·护理学分册》（现称《国际护理学杂志》）的作者和读者朋友，他们来自全国各地。这一切不仅成为工作馈赠给我的一笔精神财富，也成为促使我撰写《简明护理论文写作技巧》一书的动力。

　　相同的护理工作经历使我与护士朋友们交谈时彼此间有许多共同的话题。其中，大家最感兴趣的莫过于怎样才能写好护理论文。那么，什么样的护理论文才称得上"写得好"呢？这是一个很值得探讨的问题，有众多的观点，在此不做赘述。我所指的"写得好"，是撰写的论文能达到在护理专业期刊上发表的水平。关于写论文，我是从 1983 年开始，从不会到会，从写不好到写起来得心应手，一路磕磕绊绊，自己摸索着走过来的。因此，不由想到，如果有一本护理论文写作技巧方面的书，那么不管对会写还是不会写论文的护士来说，都会有帮助。这样，大家就不会把有限的时间浪费在无头绪的自我摸索上，从而少走弯路。

　　《简明护理论文写作技巧》就是这样一本简单明白地融护理写作知识和技巧为一体的书。初学者可以将其视为教材一页一页地读，有一定写作基础者可以快速找到自己感兴趣的章节浏览要点，当然也可以把它当作护理论文写作的参考词典，从中找到某个概念和方法的解释。在书中，我还根据自己临床护理和编辑工作的实践经验，一方面一步一步地介绍了各种性质论文的结构特点和写作方法（包括近年兴起的质性研究论文）；另一方面还告诉了大家具体落实到每一步的操作细节。例如，收集和整理资料的有效方法，论文选题的诀窍，怎样梳理思绪进而提炼主题、划分段落，怎样让小标题更醒目，如何打开文章开头和结尾的闸门，等等。为了不让大家读起来感觉累，除了尽量保持内容的科学、严谨、实用之外，在文字上力求生动活泼、有趣味性。总之，可以唤起大家多元化的思维，摆脱僵化、生硬、教条的表达方式，就像师傅教徒弟一样，我会认真地陪伴大家迈入成功写作的大门。

需要强调的是，论文写作首先不是技巧问题，而是认识上的问题。我们对论文写作的认识与对事物的感受方式和思考方式一样，有习惯性倾向。例如，一个习惯于手头总是压着好多活而忙忙碌碌的人或整天喊累想休息的人，恐怕都不是个善于总结自己的人，也未曾思考过安于现状和提升自己在几年之后会有哪些差别。所以首先要转变认识，把论文写作视为一种训练自己对事物的观察、理解和判断能力，提高逻辑思维能力、表达能力和竞争力的有效工具。《医学的真相》一书的作者悉达多·穆克吉在这方面称得上是典范，他在该书前言中说："以写此书的方式，我开始探寻能够引导我在知识的这两个不同领域（学识与临床智慧）间协调的工具。"①

毋庸置疑，写出一篇具有学术价值的论文不但需要丰厚的养分，也需要写作技巧。后者是一门技术活，是可以学习和培养的，你也能学会。就像静脉穿刺一样，要想在关键时刻做到一针见血，多练是关键，别无捷径可寻。同样的道理，以我的经验，要学会写作，必须迈过三道坎：磨炼阶段、入门阶段和熟能生巧阶段。借用王国维在《人间词话》中所说的，古今之成大事业、大学问者，必经过三种境界来比喻这三个坎更便于理解。他说，"昨夜西风凋碧树。独上高楼，望尽天涯路"，此第一境界也。"衣带渐宽终不悔，为伊消得人憔悴"，此第二境界也。"众里寻他千百度，回头蓦见，那人却在灯火阑珊处"，此第三境界也。②

要达到第三境界有一点很重要，那就是保持平和的心态，不要临时抱佛脚、急于求成，把写论文看作是获得某种机会的权宜之计。那样，在写作中不但不能体会到拓展知识的快乐，反而会使写作成为一种沉重的负担。好的论文都有其成长周期，只要放开眼界，你自然就会静下心来，硬骨头一块一块地啃，困难一个一个地克服，逐渐在进步中感受到写作的愉悦，从论文被专业期刊发表中获得自信和成就感，而且还能积累专业声誉，在成才的道路上走在前列。毫无疑问，不间断地写作论文将铸就你自己的写作风格，到那时你不但不再需要别人的指点，还会成为新手入门的引领者。这正是我写这本书所期盼的。

这本书的写作过程称得上是一场马拉松。从 2004 年我退休开始思考、筹备资料到写完书稿，历经 15 年之久，其间因我患抑郁症和我爱人患肝癌病逝而几度停笔达数年之久。之后，每次提笔又都从头修改，因为我又有了新的感受和想法。最后，我想用莫泊桑从他老师福楼拜那里学习到的"才能就是拖长的耐性"这句话与大家共勉。

---

① 悉达多·穆克吉. 医学的真相 ［M］. 北京：中信出版集团，2016.
② 王国维. 人间词话 ［M］. 海口：海南出版社，2016：19.

目 录

第一章

帮助作者起飞的两只翅膀

　　我做编辑时，经常有作者礼貌地询问："什么样的稿件容易被刊用？"这个问题从道理上很容易讲清楚：一类是有新理论、新技术、新观点的文章；另一类是对护理实践有借鉴或指导意义的实用性文章。这话说起来简单、明了，操作起来可不是一件容易事。编辑部在具体判断一篇文章是否符合上述标准时，并不是一个人可随意决定的，通常需要经过以下三道程序的审查（编辑部特约稿件除外）。

　　一审，是编辑们从成百上千篇来稿中，初步筛选出可用的稿件。他们需要一篇一篇地阅读来稿，然后依据办刊宗旨、审稿标准及来稿数量的多少确定是否可用，并在审稿单上签字。审慎地决定文章的取舍，是一审编辑必须具备的专业素养。

　　偶尔可能会遇到这种情况，你千辛万苦写出来的一篇论文被退稿了，但你自己确认此文很有学术价值，这可能是你的文章不符合所投杂志的办刊宗旨，应该改投给刊登此类内容或体裁的杂志。我就曾有过这种经历，20世纪90年代初我把撰写的《国内外临终监护研究文献比较》一文投给了《医学情报工作》编辑部，收到退稿通知后，我改投给《中华护理杂志》编辑部，被刊登于1993年28卷5期312页的《期刊评论》栏目。所以，收到退稿通知后要慎重思考退稿原因，只要你对自己文章的内容和写作质量有信心，就可以尝试改投其他相关杂志。

　　二审，即外聘专家或编委会成员审核（亦称同行评议）。同行评议已经成为国内外专业期刊审稿的一种常态，也可以说是一种行规。二审人员会从更专业的角度审读每篇稿件，并在审稿单上签署自己的意见及理由，如"可用""不宜刊用"或"退修"（即需要修改后再审）。同时，对于退修的稿件，二审人员需提出具体修改意见。倘若一审编辑看走了眼，把该淘汰的文章判定为"可用"，那么在进入二审程序时会得到纠正。但是，如果偶尔一审编辑不慎做出误判，将可用的稿件漏选了，那么该稿件就彻底失去了进入二审的机会。当然，这种概率太小了，因为通常一审编辑拿不准稿件时会与其他同事探讨之后再做判定。

　　三审，亦称终审。二审通过的稿件进入三审（即主编、副主编或编委会主任审核）程序后，终审者会根据年度总体规划、每期的重点、文章的代表性、对读者的引导作用等原则，在审稿单上签署"可发""缓发"或"不发"的决定。"缓发"或"不发"通常发生在与拟发的文章题材类同、质量不相上下，而当期版面又有限的情况下。此时，终审者会对其中的文章做出慎重处理。

由此可见，杂志编辑或者二审人员的任务，并不是为了确保最终发表的每篇论文具有很高的科学价值。在英国物理学家齐曼看来，评审员的主要工作是：他应肯定被评审的文章具有一定的科学意义，比较新颖，文字较通顺，没有明显的错误。这对于那些没有实际意义、质量堪忧的文章是一种障碍，而对于那些少许粗糙或有着轻微错误的文章则没有什么妨碍。既发表质量高的论文，也发表水平较低的论文，这不是科技文献系统的缺点，而是它的本性。科学家维纳认为：95％的经典著作属于5％的科学家是完全可能的，但是，如果不是其余95％的科学家在促进建立总的、足够高的科学水平的话，那这95％的著作中的大部分是根本写不出来的。①

对审稿流程稍做了解之后就不难理解，一篇文章能否"过五关斩六将"，最终被发表，比拼的是文章的质量。之所以如此，在于刊出文章的质量决定了该期刊的权威性、实用性、影响力、知名度和发行量，而这些正是一个编辑部赖以生存和发展的根本。话说回来，那么作者怎样才能写出高质量的文章，让编辑们看了眼前一亮呢？我认为，除了具备一定的专业知识、实践经验和写作基础之外，还需要借助"视野广阔""问题意识"这两只翅膀，这样才能从有限的实践经验飞跃到无限的思想空间，从而写出高质量的论文。

第一节 努力扩展视野

这里所说的努力，指的是主动而有目的地学习新知识。"扩展视野"，是指不把自己的眼光局限于本科室及本单位的小环境里，积极关注国内外护理领域的变化以及跨学科知识，这样才能获得整体判断力，才不会目光短浅，写出的论文也不易落入俗套。视野开阔不仅可与写作能力彼此增进，而且还可以促进灵感与实践自然地融合。我迈出的第一步就得益于眼界的开阔。

我1965年考入护士学校（中专），从1968年毕业至1982年，从事临床护理和护理教学工作10多年。在这期间参与抢救过无数危重病人，是医院公认的好护士——听话、爱岗、敬业。但我从未去过医院的图书馆，也未翻阅过护理专业期刊。1980年夏日的一天，护士长安排我们几个白班护士旁听省护理学会召开的一个学术交流会。听完大会发言后，通过学会秘书长的总结，我才知道那不叫发言，那叫宣读学术论文。会场的气

---

① 刘大椿. 科学哲学 [M]. 北京：人民出版社，1998：299.

氛令我陶醉，我萌发了写论文参加学术交流的想法。遗憾的是，我始终未能如愿。因为，每当我拿起笔时，尽管感触颇深的护理场面历历在目，脑袋里却一片空白，不知如何下手。

1983年初，我被调入新成立的医学情报（现称信息）研究所，不久，所里为适应省编制医学科学发展规划的需要，拟进行一项"我省和国内外临床医学部分学科进展概况及其发展趋势"的调查研究。由于我是护士出身，具有专业理论知识和实践经验，领导便把其中护理学的部分交给我完成。尽管当时我对什么是调查研究、怎么进行研究一无所知，但还是不想错失机会，于是毫不犹豫地接下了任务，决心从头学起。我仔细观察其他参与该课题研究的同事（均毕业于临床医学本科）如何完成各自承担的那一部分，虚心向他们请教，他们教会我怎样把实地调研和文献调研的结果综合到一起。就这样，我一方面实地走访了省会城市大医院（现称三甲医院）的有关领导及专家，了解了我省的护理现状；另一方面，我埋头于文献研究。在所里的资料室，我第一次看到《中华护理杂志》和《国外医学·护理学分册》。尽管当时公开发行的护理专业期刊只有这两种，但它们却非常具有代表性，分别动态地反映着国内与国外的护理发展水平和趋势。研究的初始阶段，我边读边做笔记，生怕遗漏期刊上每一页中的重要信息。以前，下班后我很少想工作的事，当时不得不用业余时间去消化、理解白天记录下来的东西。后来文章读多了，头脑中积累的新知识也多了，逐渐能识别出哪些信息对我有用，哪些信息可以忽略。用了三四个月的时间，我学会了思考，能将所收集的众多杂乱无序的信息进行归类、比较、分析和梳理。进入起草文章阶段，我写了撕，撕了再写，已记不清几易文稿。究竟用什么方法才能把这些零散的、互不关联的资料贯穿在一起形成观点明确、内容新颖、可资借鉴的文章呢？我从研究课题负责人那里学会了建立论文框架的写作技巧。于是，我以国际水平、国内水平和省内水平为框架，在这三个层面上组织材料阐述护理领域的发展概况，分析它们之间的差距，指出今后应关注的问题和研究方向。

经过这次将近半年的艰苦锤炼，我对护理期刊中的信息能以国内国外兼具的视角识别出哪些是新的观点和做法，并根据自己的需要予以选择和利用，不像当初见了什么都觉得新鲜；我的写作能力也上了一个台阶，拿起笔来基本上知道自己想写什么，也有话可说了。

此后，我养成了阅读的习惯。一有时间，我就喜欢去书店逛逛，买一两本自己喜欢的书回来读，直至现在已退休多年，这个习惯仍未改变，以至于与年轻护士坐在一起聊论文选题时，我切入的角度和观点仍令她们感到惊喜。我曾在网络上看到这样一句话："人生最好的作品是你度过的时光。"细细品来，它确实寓意深刻，生命的意义在于选择，选择决定了你是谁。既然如何打发时间可以影响到我们的职业前程，那为何不把广泛阅读作为一种习惯来滋养自己的智慧，充实、完善自己呢？

记得 20 世纪 80 年代末，我筹备《国外医学·护理学分册》复刊时，订购国外护理期刊还需使用国家的外汇，利用计算机联网检索国外护理信息也需要到仅有的几所情报机构或图书馆付费委托专业人员查找。如今，随着我国经济和信息技术的飞速发展，我们不但可以方便地网购到许多国内外护理或相关学科的专业期刊、图书，甚至坐在办公室或家里上网便可浏览 PubMed 等数据库中的文献，为我们参加国内外护理学术交流会议、参与国际间的护理合作等创造了方便条件。特别是近年来智能手机的普及，令我这种眼神不好或想边做家务边学习的人可以收听到许多语音课程（如《得到》专栏），授课教师大多为北大、清华等国内外一流大学的专家，内容是自然科学和社会科学的融合，有的免费，有的需付费收听。我深感有它们陪伴，我做家务和入睡是非常美妙的事情，尽管我记不住听过的书及课程的具体内容，但在看待和认识问题上有了大格局，解决问题的方法也灵活变通多了。

在网络文化飞速发展的今天，你会发现有许多观点新颖的诗歌、散文、随笔、评论或微视频值得一看，其中还不乏对一些概念的接地气解释。比如，什么是格局？有人认为：所谓格局，就是一个人的眼界、胸襟、胆识等心理要素的内在布局。也有人说：格局就是视野和思维的活动空间。"格"，乃格子，即边框（如烙饼的锅）；"局"，是格子的内容（如饼）。俗话说，"再大的烙饼也大不过烙它的锅"。这些解释能让我们形象地理解格局越大，视野越开阔，思维越宽广的道理。

培根的一句话高度概括了阅读的意义：读史使人明智，读诗使人聪慧，演算使人精密，哲理使人深刻，道德使人高尚，逻辑修辞使人善辩。你不妨也尝试着利用上述各种资源来扩大自己的视野，一点一滴地积累知识，为你的人生添彩。

第二节 树立问题意识

护理论文选题的范围很广，写作方法也因人而异，但有一点是固定不变的，那就是论文起于对问题的察觉及界定，止于对问题的解决及验证。没有问题，论文就无从谈起。因此，可以说具有"问题意识"是一种能力，一种创造性思维的能力。

所谓"问题意识"，是指注意观察日常工作中自己经历的或周围发生的事情，如工作中的疑问、知识上的欠缺、学科情况的变化、病人的需求等。也就是脑袋里总要有一根察觉和思考问题的弦，有了这根弦就多了一个观察问题的视角。经常问问自己"为什么会这样"，养成了提问的习惯，受益的是自己，你解决一个问题就是一点进步，由小的进步慢慢积累到大的进步。不要只忙于完成工作任务，对遇到的问题不加思考，也不愿意去思考。

举个例子：2017 年，我丈夫因病重住进一家三甲医院。某天输血时，我见输血袋中的血液快滴完了，便按呼叫器想让护士接上生理盐水，把输液管中的血液滴完再拔管。一位年轻护士进来迅速拔了管就走，我见状急忙问："管子里的那么多血不都浪费了吗，为什么不用盐水冲净？"护士一边向外走一边自负地答道："盐水和血不能掺在一起。"她的回答把我弄蒙了，我追出病房问道："这是哪个老师教你的？"她没回答，悻悻地走了。这时一位老护士赶来，问明情况后说："您别生气，她刚毕业，我回去告诉她该怎么做。"回想我年轻时曾无偿献过血，知道献血者多么希望每滴血都用在抢救病人上，我真不能理解为什么这位年轻护士浪费那么多血却毫无愧疚感。

事实上，我们的工作能力（也可称为实践经验）是因需要而提升的，撰写论文的能力也是在把解决这些看得见、摸得着的问题的实践经验转化为理论产品的过程中打磨出来的。我比较喜欢这样的做法：每当完成一件此前做不到的事情或解决一个新问题时，就试着写成论文。无论能不能被发表，都觉得自己成长了那么一丁点儿，就好比一级一级地向上攀登台阶，一蹴而就的想法是不现实的。仍然以这位年轻护士为例，如果换作我遇到这种情况，我不但会赶紧复习专业知识，还会检索（具体方法见第二章）国内外近 5 年有关应对护患矛盾的文章，仔细阅读后将它们归纳分类为原则理念、性质判断、具体方法，经过综合分析写成一篇综述，题目为"国内外紧急化解护患冲突的研究进展"。之后，受写综述时阅读了几十篇参考文献的启发，可使自己站在高处俯视自己遇到的这个问题，以此写一篇个案护理，题目为"对一例护患冲突处理方法的反思"。内容除了简述事情经过外，重点讨论我对事发原因的几点反思，并以参考文献中相关的理论做论据阐明相应的有效解决方法。最后，我还会在护理实践中应用这些知识，不断总结经验，争取 3 ~ 5 年再写一篇临床经验总结方面的文章。

由此可见，护理论文不是凭空想象出来的，更不是可望而不可即的。只要树立起问题意识，就比较容易在工作的某些细节中发现隐藏在现象背后、值得你去研究的问题。许多时候，一个小问题便可以成为一个研究的大主题，能否发现这些问题，关键在于你头脑中有没有"问题意识"。下面的例子足以证明"问题意识"对于撰写论文的重要性。

一位 5 岁女孩因哮喘发作而看急诊。医生为其开的药是舒喘灵糖浆一瓶 150 mL。用法：每日 3 次，每次 2 mg，即 5 mL（1 匙）口服。女孩的继父遵医嘱给她服用舒喘灵糖浆。4 d 后，女孩因病情变化再次就诊。她面色苍白、多汗、烦躁、呼吸困难。查体：心率 148 次/min，呼吸 28 次/min，氧饱和度 92%，体温正常，肺呼吸音清。

很清楚，该患儿第二次就诊的症状不是哮喘发作，是舒喘灵的毒性反应。舒喘灵是拟交感神经药，服药过量可出现上述症状。医生让女孩停用舒喘灵，持续静注生理盐水（不能选用含葡萄糖的液体，因舒喘灵毒性反应可引起高血糖症），几小时后，女孩的症状明显缓解。①

假如你遇到这样的情况，会怎么办呢？是按医嘱处置完毕了事，还是再嘱咐患儿的继父几句才放心？或者你也能像护士 Karch 那样具有问题意识，想弄清楚导致事情发生的原因，以便不在其他患儿身上出现类似的情况？Karch 在上述接诊、观察、查体之后，进行了问诊、测量试验、分析并得出了结论。Karch 在《警惕用餐匙喂患儿药物而引起的副作用》一文中接着写道（略有改动，意思不变）：

通过询问得知，家长给女孩的服药方法是每次先将药瓶摇晃后再倒出一餐匙给患儿迅速服下。于是我们测量了一些不同规格的餐匙容量，结果这些餐匙是标准药匙（5 mL）容量的 0.75 ~ 1.5 倍。该女孩服药用的餐匙是标准药匙的 1.5 倍，她的每次服药量超出规定剂量的 50%。因此确诊是舒喘灵过量中毒。

这种错误的水剂药服药方法经常发生，一些患儿的父母不知道一药匙相当于一小餐匙还是一大餐匙。同样，成年病人也容易因此而服药过量或不足。因此，医护人员应做到：① 告诉服用水剂药物的病人使用适当的量具，以保证正确的用药剂量。② 在病人候诊室宣传板上，摆放适当的药物测量工具（如小量杯、注射器、餐匙等），供病人参考。③ 医护人员要与病人探讨如何精确测量药量的问题。总之，对病人进行认真的教育指导是非常必要的。①

另外，当我们把问题意识与自己的兴趣（如某一专科护理、护患沟通、带教护生、使用新仪器、护理管理、接受跨学科教育等）结合在一起时，对论文的写作就显得更珍贵了，因为你专注于感兴趣的领域且乐此不疲，看得比别人多，想得比别人深入，做也比别人好。这样坚持下去，你就会逐渐地拉开与他人的距离，最终成为这一方面的专家。在该过程中，你也许还会有意想不到的收获。我就有这样的经历。

1977 年冬天，出于对英语的兴趣，我报名参加了医院首次开办的业余英语学习班。1980 年，医院进行英语摸底考试，对成绩优秀者进行重点培训（全脱产一年），我被录取。这为我 1981 年参加全国成人高考，进入英语专业学习（大专，学制 4 年）奠定了基础。

1985 年毕业后，我开始对向《国外医学·护理学分册》投稿产生兴趣。为了寻找可供翻译的原文，我跑遍了本市的大图书馆也没找到英文原版护理专业期刊。当时我们情报所订了几种医学原版期刊，我就从那里选择短小的文章练习翻译。我始终关注着《国外医学·护理学分册》，因为它提供了很多国外护理的新信息。1989 年春天，单位派我去深圳参加培训。途经广州，我决定去可以称作兄弟单位的广东省医学情报研究所参观学习，顺便打听一下为什么近段时间看不到《国外医学·护理学分册》了，因为

---

① 刘新凤，王嵘. 警惕用餐匙喂患儿药物而引起的副作用 [J]. 国外医学·护理学分册，2001，20（6）：278 – 279.

该杂志是他们研究所创办的。在交谈中，我得知《国外医学·护理学分册》已经停刊。在深圳培训期间，我给单位领导寄去了一封建议我们研究所接办《国外医学·护理学分册》的信。返回长春后，我按照情报所和卫生厅领导的要求，进行了调研，提交了关于接办《国外医学·护理学分册》的可行性报告。在各有关单位的支持下，经省和国家主管部门审批，1991年，《国外医学·护理学分册》在我们研究所复刊。我担任编辑部主任、副主编，直至退休。

如今回首往事，如果我没有对学习英语的兴趣，没有对看不到《国外医学·护理学分册》的疑问并去寻求答案，就抓不住机会，也不敢面对复刊的挑战。这恰好印证了一句名言："不是看到希望才去坚持，而是坚持下去才会看到希望。"

第二章

收集、积累写作资料的意义及方法

第一节　写作资料对作者的意义

这里所说的"写作资料"，专指那些在撰写论文时用来帮助你认知和思考问题，从书籍、期刊或其他媒体中收集来的文字材料。纵观国内外，凡是在撰写论文方面有所成就者，都会花费很多时间去收集资料，这一点从他们文后列出的参考文献数量中便可见一斑。

写作资料之所以重要，是因为它直接影响着我们的写作过程。资料对作者的意义主要体现在四个方面。

1. 帮助界定问题

一篇论文体现的是作者的观点。所谓观点亦可称论断，是作者针对所论述问题提出的看法、主张或结论。只有观点明确了，才能用文字表述得清楚。事实上，每当你想写而又不知道写什么的时候，表面上看是写不出来，实际上是你对自己要论述什么问题还没认识透彻。能帮助你看清并界定所要论述问题的最好方法是收集足够多的与该问题有关的资料，这不但能使你从模糊且困惑的状态中理出头绪，且能使问题变得清晰、具体、明确。同时，还可以让你了解该类问题是否已有人做过研究、结果如何，避免重复研究以致写出的论文毫无新意。

例如，你发现从传统意义上来说，除了专业技术外，护士只要有爱心、不怕脏、不怕累就能做好护理工作，而现在单单有这些已经跟不上人文护理的发展了。你觉得自己在心理护理、与病人及其家属有效沟通和化解护患冲突方面有不少体会，很想把它们以经验总结的方式写出来，但又感到知识不足。你开始查阅资料，发现期刊上好多文章的内容与自己想写的差不多，若按照原来的思路总结经验则很难写出新意。怎么才能另辟蹊径呢？其间，网上"情商比智商还重要"的观点引起了你的兴趣，为什么情商会比智商还重要呢？什么是情商？你浏览了大量资料发现：关于情商，有的人将其概括为情绪智力或一种执着、一种智慧；也有人将其细化为具有准确理解、评价、表达情感的能力；还有人认为它代表了一个人控制自己情绪以及认识他人情绪的能力；更有人认为情商是说话让人喜欢，做事让人感动，做人让人想念……偶然间，潜意识把你头脑中的旧知识和现在的新知识勾连到了一起，灵感出现了，你觉得应该就情商的培养及促进沟通能力这两个方面，多收集一些国内外最新研究成果，写一篇综述，题目为"情商在提高护患沟通能力方面的作用"。它不但能促进你在现有经验的基础上进行更深入的探究，还会使读者耳目一新。

2. 启发写作思路

初学写作者很容易停留在一个角度或一个层次上思考问题，缺乏广度和深度。广泛收集资料，尤其是收集知名度较高杂志的文章或其年终目录索引，不仅可以从别人的论文题目中得到启发，而且有时他人的研究方法也会使我们茅塞顿开，甚至资料中的一个新概念或恰如其分的用词、一种独到的观点、一句富有寓意的话语、一段深入浅出的论述、某种相关学科知识在护理中的应用……都能引发我们的灵感与联想。这有利于我们集思广益，从不同的角度和更高层次上着手，使写出的论文独辟蹊径。除了书刊外，有时广播、电视、网络上的信息也会对我们有所启发，尤其是在网络文化流行的今天。

例如，我在网络上看到一条来自美国约翰·霍普金斯医院的患者愿望清单，令我兴奋不已。我心想我们能不能以 3 个月或半年为研究期限，以病人的最大心愿为调查研究的主题，对所有新收入病区的病人做调查研究呢？以往的病人需求调查大多为护士根据自己的经验列出需求表让病人填写，这些项目是不是病人最需要的？很难有人能做出肯定的回答，况且住院病人出于各种原因又不好意思不填写调查表。现在，我们可以换一个角度，让每位病人在愿望清单上写出自己的最大心愿，3 个月或半年之后把它们进行归纳、分析、统计，整理出排名前 10 或 15 项的病人最大心愿，并解决落实。这不正是在了解病人需求、改进护理服务质量上的创新吗？

作者能否从不同的渠道获得写作思路，关键在于个人对体验的敏感度。这种体验包括很多形式，如临床观察、实践经验、痴迷或关注某件事物、家庭事件、个人的成功与失败，最重要的是阅读资料。阅读可以让你和大脑中的潜意识保持联系，把你带入写作的思路中。

3. 提供研究依据

护理论文的作者既不同于写故事的段子手，也不同于虚构故事的科幻作者。论文作者需要摆事实、讲道理，还需要在文献和其他资料中寻找证据，用证据来支持自己的论点或假设。这是期刊编辑们判断该文是否具有一定学术水平的条件之一，也是读者是否会对你的观点提出质疑的关键。

例如，作为护理管理者，你想写一篇有关提高护理质量影响因素方面的文章，根据你的经验，护士短缺也是影响因素之一，但感觉没有说服力。若你提供了这样一条证据：2002 年 10 月，《美国医学会杂志》发布了一项研究结果，证明当护士必须照料过多的患者时，患者死亡人数便会增加。每年，因护士负荷过重造成的医疗事故死亡人数预计达 2 万人，是每年医疗事故死亡总人数（近 10 万）的 1/5。那么，你的观点就有了证据做支撑，就具有了可信度。①

由此可见，你可以从收集到的资料中提取出有用的信息，作为撰写论文时的研究依据或补充你的事实。例如，影响你的研究对象发生和变化的背景、条件及其他因素；你的研究结论赖以成立的理论基础；支持你进行研究对照或比较的参照数据、指标、判断标准；启发你阐述问题的逻辑框架；简明的概念或定义阐释。

4. 促进作者创新

回顾护理学的发展史，我们不难看到，它不是操作技术（如打针、吸氧、备皮、导尿等）熟练程度的发展史，而是科学技术、思想观念和社会需求引发的护理变化史。作者的创造性离不开这些个人之外变化的影响。基于此，可以说收集资料的过程，实际上也是吸收国内外护理及交叉学科前沿的新知识、新方法、新技术，更新观念的过程。

迈克尔·刘易斯在《思维的发现：关于决策与判断的科学》一书中，讲述了获得诺贝尔经济学奖的心理学家丹尼尔·卡尼曼和阿莫斯·特沃斯基两位心理学家如何一起运用心理学的理论框架和实验方法，颠覆了传统经济学的基本假设，创立了行为经济学，改变了人类关于思维和决策的认识。他们认为人类的判断在相当程度上依赖直觉思维，而直觉思维会受到思维偏见的影响，并不可靠。影响判断的三种思维偏见是：① 代表性偏见（指你常常会过分相信小样本，认为小样本也能代表整体）；② 可得性偏见（指你越容易想起一件事，就越认为这件事容易发生）；③ 锚定性偏见（指你在做判断时，常常会受先入为主的第一印象支配）。书中讲到，加拿大医生雷德梅尔深受此观点启发，开始致力于帮助医生们减少心理偏见，降低误诊率。一次一名女士因交通事故被送进医院，初步检查发现她心跳不规律，再加上这位女士说曾经得过甲亢，而心跳不规律正是甲亢的典型症状。几乎所有医生都准备按照甲亢进行治疗，雷德梅尔却及时提醒大家，要小心这种先入为主的偏见，因为可以引起心跳不规律的因素还有很多。于是，医生给这位女士做了全面检查，发现她的肺部受了严重的内伤，这才是她心跳不规

① 罗兹玛丽·吉布森，贾纳丹·普拉萨德·辛格. 医疗凶猛：令人震惊的美国医疗内幕 ［M］. 张永梅，于歆，译. 北京：外文出版社，2013：97.

律的真正原因。①

护理学本来就是一门应用科学，试想如果我们像雷德梅尔医生那样善于将跨学科的知识与自己的实践相结合，就不难有新的发现和收获，写出的论文也会见解独到、启人心智。这就是我们通常所说的"再创造"。

5. 积累写作金句

先讲一个与此有关的真实故事。美国著名的畅销书作家丹尼尔·克莱恩（一位七八十岁的老人）撰写的《每当我找到生命的意义，它就又变了》，就是以他二三十岁时随手收集和摘抄的"金句"整理出来的。该书用 39 条哲学"金句"（如生与死、爱与孤独、道德与伦理、存在与意义）讲述了自己的观点和困惑，也体现了思考本身的乐趣。②

我这里所说的"金句"，主要是为了弥补我们写作时思路受阻、语言贫乏空洞、词汇晦涩刻板等不足而需要积累的资料。它们不仅包括蕴含深刻道理的句子，还包括精彩的短语和词汇。因其很容易引起读者的兴趣和共鸣，所以积累得越多，关键时刻越能借上力。比如：

> 什么叫有文化？是学历、经历、阅历？答案都不对。最靠谱的答案是：根植于内心的修养；无须提醒的自觉；以约束为前提的自由；为别人着想的善良。
>
> 毕业证不只是学历证明，它还能说明你背后的复杂关系。比如，你在高中阶段的学习状态，在大学阶段能接触多少资源，能有多大的视野。③
>
> 有些人非常博学，但却没法与同伴中举足轻重的人沟通，因此，在他们事业的形成期就受到别人的忽视或回避。④
>
> 一个有趣的概念：美术不一定是美的，有的甚至是丑的，只是用视觉的手段描绘我们的思想。比如你过生日要穿红裙子，不穿白裙子，肯定有一定的道理。这个红裙子的选择就凝聚了你的道理，就体现了你的思想。⑤
>
> 我们彼此持有的观点，看起来是个观点，但它其实像棵大树，根系非常复杂。一

---

① 汪恒解读《思维的发现》（迈克尔·刘易斯著，钟莉婷译，中信出版社，2018 年）.

② 《得到》App《每天听本书》，琬如解读《每当我找到生命的意义，它就又变了》（丹尼尔·克莱恩著，李鹏程译，北京联合出版社，2017 年）.

③ 《得到》App《每天听本书》，万维钢解读《你能做任何事情》（乔治·安德森著）.

④ 米哈伊·奇凯岑特米哈伊. 创造性：发现和发明的心理学［M］. 夏镇平，译. 上海：上海译文出版社，2001：53.

⑤ 《得到》App《每天听本书》，曹星原解读《中国艺术与文化》（杜朴、文以诚著，张欣译，世界图书出版公司，2014 年）.

个观点背后是一组人际关系、过往历史、利益格局、价值观和行动方式。它的复杂程度是远远超过外人的想象的。①

悲痛也有半衰期，即使人类没有开发工具来测量，它依然存在。②

大师都是综合分析，小学生才背基本口诀。

…………

我觉得借用马塞尔·普鲁斯特的一句话，"发现之旅不在于找到一片新的风景，而在于拥有新的眼光"，来总结为什么写作一定要收集写作资料，特别贴切。

第二节 查找资料的几种途径

护理论文资料主要来自四大资源：专业期刊、图书、互联网和其他途径。

一、专业期刊

毫不夸张地说，撰写论文时几乎没有人能离得开专业期刊资料。像你想做出一手好饭菜离不开柴米油盐酱醋茶一样，要想写出一篇好文章，期刊资料必不可少。期刊资料具有出版速度快（如旬刊、半月刊、月刊）、信息量大、内容新等特点。这意味着每隔十天半个月就有新一期杂志与读者见面。它们不仅是我们获取国内外资料的巨大宝库，也为我们发表论文、进行广泛的学术交流提供了理想的园地。

目前在我国，大家比较熟悉的主要护理专业期刊有 20 多种（表 2-1）。你可以根据自己的需要选择订购，也可以去医院或医学院校图书馆免费浏览。

表 2-1　目前国内出版的主要护理专业期刊

	创刊时间（年）	刊名	地址	邮编	电话	电子邮箱/网址
月刊	1954	中华护理杂志	北京市西城区西直门南大街成铭大厦 C 座 28 层	100035	010－53779541	http：//www.zhhlzzs.com

---

① 《得到》App 罗振宇第 659 期，《为什么说服人那么难》.

② 悉达多·穆克吉. 医学的真相［M］. 北京：中信出版社，2016：13.

续表

	创刊时间（年）	刊名	地址	邮编	电话	电子邮箱/网址
半月刊	1980	国际护理学杂志（原名国外医学·护理学分册）	吉林省长春市建政路971号	130061	0431－88920584	http：//gjhl. jlsyxqks. org
旬刊	1985	中国实用护理杂志	辽宁省大连市西岗区南石道街丙寅巷3号	116013	0411－82490723	http：//www. zgsyhlzz. com
半月刊	1986	护理学杂志	武汉市解放大道1095号	430030	027－83662666	http：//www. hlxzz. com. cn
半月刊	1986	护士进修杂志	贵阳市市北路11号	550004	0851－86854912	http：//fsjx. cbpt. cnki. net
半月刊	1987	护理研究	山西省太原市解放南路85号	030001	0351－4639626	http：//www. hlyjzz. com
双月刊	1993	天津护理	天津市南开区南开三马路156号（天津市中心妇产科医院内）	300100	022－58287910	http：//www. tjhlbjb. com
旬刊	1993	当代护士	长沙市马王堆南路805号	410016	0731－84413126	http：//www. ddhszz. com
半月刊	1995	护理学报	广州市广州大道北1838号（南方医院内）	510515	020－87280550	http：//www. hlxb. com
半月刊	1995	齐鲁护理杂志	山东省济南市燕东新路6号	250014	0531－88591031	http：//www. qlhlzzs. com
旬刊	1995	中华现代护理杂志	北京市宣武门外大街香炉营东巷2号院1－7－301	100052	010－83191170	http：//www. cjmn. net
月刊	2001	护理管理杂志	北京市东城区南门仓5号	100010	010－64048630	http：//www. huliguanlizazhi. com
月刊	2001	上海护理	上海市胶州路358弄1号606室	200040	021－62671836	http：//www. sh-nj. com
月刊	2001	中国护理管理	北京市西城区南滨河路31号华亨大厦816室	100055	010－63318760	http：//www. nursingmana-gement. com. cn
月刊	2002	护理与康复	杭州市环城东路108号翰林花园1幢203	310009	0571－87152049	http：//www. zjhlykf. com
月刊	2002	现代临床护理	广州市中山二路58号（中山大学附属第一医院内）	510080	020－87755766－8050	http：//xdlchl. com

续表

	创刊时间（年）	刊名	地址	邮编	电话	电子邮箱/网址
双月刊	2002	临床护理杂志	安徽省合肥市绩溪路218号	230022	0551－62922020	http：//www.lchlzzs.com
旬刊	2003	全科护理	山西省太原市广场收投分局1号信箱	030001	0351－7230748	http：//www.qkhlzz.com
半月刊	2004	护理实践与研究	石家庄市建华南大街133号	050031	0311－85911163	http：//www.hlsjyj.com
月刊	2004	中华护理教育	北京市西城区西直门南大街成铭大厦C座28层	100035	010－53779541	http：//jy.zhhlzzs.com
双月刊	2009	中国临床护理	武汉市汉口黎黄陂路47号	430014	027－82808461	http：//www.zglchl.cn
月刊	2015	循证护理	山西省太原市解放南路85号	030001	0351－4639626	http：//www.xzhlzz.com

注：期刊顺序按创刊时间排列。

另外，委托我国图书进出口总公司、中国国际图书贸易总公司等机构可以订购的外国原版护理专业期刊多达几十种。我的体会是，自己订购一两种有知名度的英文护理专业期刊非常必要。一则利于你熟悉专业英语，二则利于你及时追踪国外护理界的发展动态，以便开展研究，甚至参与国际护理学术交流。

我坚持这个观点是源于自己的实践经验。1995年，我的一篇论文被在冰岛首都雷克雅未克召开的国际护理学术会议录取。遗憾的是，因经费短缺的原因我没能出席会议，但接到了大会寄来的收录了我论文的论文集。假如是现在，我乐于自费出席会议。

二、图书

图书，就是纸质书的总称。与专业期刊出版周期短、内容丰富和新颖相比，图书的特点是：写作和出版周期较长，理论知识比较成熟、系统；内容专一并集中，论述深入且逻辑性强。基于上述特点，图书在写作中也是不可或缺的资料。常用的图书种类有教科书、专著、工具书等。

1. 教科书

教科书，是指权威且受到学界认可的专业课本。通常从教科书（如内科护理学、医学统计学、医学生理学……）中收集写作资料，旨在查找自己感到缺少的、与要解决的问题相关的专业知识，弥补基础知识的不足。

2. 专著

所谓专著，即专门就某一方面加以研究和论述的著作。近年来，由于我国图书出版种类繁多，对国外图书翻译出版速度也很快，从图书中收集资料进行研究（尤其是跨界研究），已经成为论文作者创新的诀窍之一。如果说教科书能帮助你在成熟的专业知识上不出错误，那么专著则能帮助你获得更多新观点，尤其是针对同一主题时，来自不同领域的著作能使你的论述扎实、有深度，成为你论文中引经据典的参考文献来源之一。

例如，2014 年，我和一位护士朋友在《护理学杂志》上看到章莹和付伟撰写的《爱丁堡大学〈护理中的关爱与情绪劳动〉授课及对我国护理教学的启示》一文。文中提道：在英国的爱丁堡大学，护理本科教育中就开设"护理中的关爱与情绪劳动"的课程。通过叙述故事、分享情感体验，潜移默化地教导学生如何关爱他人，掌握护士必需的情感管理技能。[①]

情绪劳动对我而言是一个完全陌生的概念，出于兴趣，我除了收集国内外期刊中的有关资料之外，还发现了不少与其相关的专著。譬如，美国心理学大师埃利斯的《理性情绪》《控制愤怒》《我的情绪为何总被他人左右》，意大利新锐神经科学家弗契多的《情绪是什么》，法国精神病科医生勒洛尔的《我们与生俱来的七情》，等等。

如果你和我一样是从零开始着手研究情绪劳动，那么从这些专著中学习到的知识和收集到的资料足以让你对情绪劳动理解得更加透彻，无疑会给下一步深入研究提供良好的思索萌芽。

3. 工具书

工具书包括字典、词典等。它们是作者在写作中必不可少的辅助工具。各种字典和词典既可用来帮助我们正确用字和准确用词，也可用来帮助我们理解一些生疏的概念，深入领会其含义，还可用来帮助我们转换对某些生涩词义或概念的解释，使我们写出的文章通俗易懂。

4. 获取图书的方法

获取图书的主要途径有两个：一为借阅；二为购买。

去图书馆借阅，好处是不用花钱，随用随借。但你想借的书图书馆不一定有，或已被别人借走。

去书店购买，好处是可以随意拿书翻看，先看前言，再看目录，甚至能毫无顾忌地

---

① 章莹，付伟. 爱丁堡大学《护理中的关爱与情绪劳动》授课及对我国护理教学的启示 [J].护理学杂志，2014，29（3）：85 – 87.

阅读书中的内容，然后挑选出适合自己的书购买。美中不足的是，在某些综合性书店，护理专业图书的种类可能有限。

近年来，在网上（如京东网、当当网、亚马逊网）购书成为一种获得图书的新途径。其优点：没有营业时间的限制，可随时网上订购；种类繁多。仅以护理学方面图书为例，网上就有上百种供选择，而且送货上门。可惜，你不能提前阅读品评，难以准确把握是否对自己有用。为了避免眼花缭乱而选错，可以一边看书名、简介，一边看有多少条读者评论，口碑如何，慎重考虑后再出手购买。

三、互联网

利用互联网寻找资料是当代护理人员撰写论文必须掌握的一项技能。目前在互联网上收集资料的途径较多，如普遍使用的搜索引擎百度、谷歌……它们的优点是涵盖范围非常大，不足是内容显得过于笼统。与之相对应的专业性数据库则具有既避免过度宽泛，又能反映最前沿、最有代表性观点的特点，可为专业人员寻找（又称检索）研究资料提供捷径。对我们而言，最常用的专业性数据库有两种：国内的期刊电子数据库和美国的医学数据库。

所谓期刊电子数据库，就是使用电子计算机技术，将期刊中的论文依据出处（期刊名称）、出版时间、论文题目、著者、关键词等分门别类，然后按照一定次序编制而成的数据库。它的信息量非常大，内容丰富，系统更新快，查找省时省力。

1. 国内期刊电子数据库

常用的国内期刊数据库有中国生物医学文献数据库（简称 CBM）、中国期刊全文数据库（简称 CNKI）、万方数据库、中国知网等。

上述数据库各有所长，有的能提供论文的全文（亦称全文数据库），有的只提供文章题目和摘要（即摘要型数据库）。其收录的文章数量是动态变化的。通常各医学院校图书馆或大型综合图书馆都会根据自己服务的读者群需求，选购其中的一种或几种，供读者免费使用，或图书馆检索人员为读者提供即刻查找的专项服务（收取适当的检索费）。你可以使用关键词、著者、文题、期刊名等项目检索。

通常，我们在某些护理专业期刊的封面上，会看到"本刊被万方数据库收录"或"本刊被中国核心期刊（遴选）数据库收录"的标注。它一方面表明该刊具备了被某数据库收录的资格；另一方面也告诉我们可以通过此数据库检索该刊的内容。

还以前面提到的"情绪护理"为例，利用关键词"情绪护理"，在期刊电子数据库，我不但找到了《中华护理杂志》等护理专业期刊上发表的相关文章，还找到了《中国临床心理学研究》《心理学探新》《华东经济管理》《管理学报》《人类工效学》

《解放军艺术学院学报》《外国经济与管理》等杂志上刊出的相关文章。这种网络检索的效率是手工收集资料难以企及的。

利用期刊电子数据库检索资料有时会遇到一个资料太多的问题。例如，心理护理一直是一个热门话题，早在 1954 年《中华护理杂志》（原名《护理杂志》）的创刊号上，赵恩生和李象棠在《整形外科护理上的几个问题》一文中，共论述了 5 个问题，其中第一个就是"心理上的护理问题"。① 如果我们想了解近年来心理护理的进展，使用中国生物医学文献数据库，以"心理护理"为关键词，仅仅在 2010—2012 年三年期间查找到的相关文章就有 23 434 篇。说句玩笑话，这么大的阅读量，累死也读不完。那怎么办呢？可以采用下述技巧。

第一步：仍以"心理护理"为关键词，但只限定检索某几种权威期刊上的心理护理资料。

第二步：缩短检索年限，你可选择只检索最近一年的。

第三步：锁定一个"子"目标，是最常用且有效的方法。我们不妨把心理护理比作一个四世同堂的大家族。你若从其"祖辈"开始研究，不但工作量大，涉及的面广，还很难抓住重点。聪明的方法是从他的"子孙辈"中选择出一个你感兴趣的话题来研究。譬如心理护理教育、心理护理干预、心理护理方法、心理护理调查、心理护理研究……假如你感兴趣的是心理护理干预，那么使用该关键词检索 2010—2012 年的相关文章，能检出 628 篇；换用"心理护理方法"则检索到 88 篇。

第四步：浏览摘要。你可以快速浏览摘要，斟酌哪一个"子孙辈"更符合自己的需求。然后，根据摘要提供的信息，从中筛选出内容新颖、对自己有参考价值的文章，点击"保存"。你可根据具备的设备条件将摘要打印出来、转存到自己的 U 盘上或发送到自己的电子邮箱里，仔细阅读摘要。

第五步：获取全文。通过筛选，对于需要全文的，可使用全文数据库。同样，将所需要的全文打印出来、存至 U 盘或转发至电子邮箱。

2. 国外期刊电子数据库

在收集国外护理期刊资料时，通常使用的是 PubMed 系统。它是美国国立医学图书馆医学数据库（MEDLINE）的网上免费检索数据库，网址为 http：//www. ncbi. nlm. nih. gov/pubmed。它是世界上最著名的生物医学数据库之一，收录的专业范围包括基础医学、临床医学、卫生管理、护理学等领域的 70 多个国家和地区的 4 300 多种期刊的论文题目和文摘（使用的均为英语）。② 比较方便的检索方法是：

---

① 赵恩生，李象棠. 整形外科护理上的几个问题［J］. 护理杂志，1954（01）：30.
② 田翠华，陈炜明. 医学论文写作与发表［M］. 北京：人民军医出版社，2007：103.

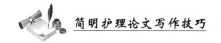

首先，选定英文关键词检索相关的资料；

其次，将检索到的相关信息下载下来，慢慢地翻译阅读，从中挑选出自己需要的资料；

最后，对于只有摘要而你又需要全文的资料，可与出版该文的编辑部联系索取原文，或通过国内的馆际互借查找国内订购该刊的图书馆来获取原文。

四、其他途径

除上述三种主要途径之外，还可以通过搜索网络视频和音频、收听广播、收看访谈类节目，获取最新的信息，及时了解行业动态变化，为论文的写作添砖加瓦。

第三节 写作资料的提炼与积累

一、提炼写作资料的方法

现在，面对已收集到的大量参考资料，你的阅读量会很大。尤其是初学写作者，时常会遇到这种尴尬的情况：看资料看得头昏脑胀了，但仍说不清楚该文论述的重点是什么，更不知道其中的哪些内容是自己想要的。这一点儿都不奇怪。究其原因，关键在于你缺乏从资料中识别和提取有价值信息的能力。

什么是"有价值的信息"呢？对此，没有标准答案，完全取决于每个人撰写论文和积累知识的实际需要。也就是说，不同的人浏览同一篇资料时，对其内容有无参考价值或参考价值的大小所做出的判断是不一样的，每个人从资料中提取的"有价值的信息"也可能大相径庭。那么，你判断"有价值信息"的依据是什么呢？这完全以个人原有的知识为参照系。也就是说当资料中的内容符合我们心中原有知识所引发的"知觉期望"（即在感知基础上形成的捕捉目标）时，资料中的信息便能得到识别和加工，被判断为是有价值的；若不符合"知觉期望"，则被忽略掉。这表明，原有知识直接影响着对资料中"有价值信息"的提取，也影响着撰写论文的质量。

1. 原有知识在识别和提取有价值信息中的作用

下面，先看一幅图（图2-1），它能简明且有趣地说明这个道理。

高觉敷对图 2-1 的解释是：如果在你心中有关于男人的图示（原有知识，笔者注），你会把这张图视为一张男人的脸。通过细致的分析你会发现，在你这样知觉这张图时，图上的某些线条或标记比另外的一些线条或标记次要些，以致你在后来的回忆中会把它们忽略掉。例如，鼻子上眼镜下的短线、嘴和耳朵间的横线就是这样。但是，如果有人告

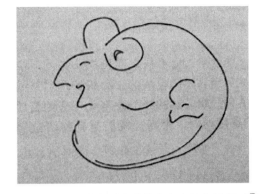

图 2-1　原有知识在识别有价值信息中的作用举列①

诉你这张图也能看成是带有长尾巴的老鼠（原有知识，笔者注），那么你所接受的信息就有了变化。原先的"眼镜"现为耳朵下的短线变得很重要了，它成了动物的眼睛。原先的"嘴"和"耳朵"之间的横线变成了老鼠的下腹，所以也变得重要了。

由此，便不难理解，原有知识可以影响你的认识，提高你的理解力，从而对资料中的信息有无价值起着"模糊界定"的作用。这也可以解释，为什么有时我们会发现在几篇主题互不相关的论文中，作者却引用了同一篇文章作为参考文献。对有价值信息的识别能力是在阅读和写作过程中潜移默化地培养出来的。俗话说，见多识广，多阅读才能识别出资料的好与不好，信息的有价值与无价值。

2. 提取有价值信息的技巧

提取有价值信息的技巧有三种。这三种技巧并非泾渭分明，当你的创新思维能力提高到一定程度之后，它们会相互促进、融合，应用起来也会得心应手。

（1）提取可直接引用的信息

可直接使用的信息，指的是你从资料中提取出来的可在论文中原封不动引用的东西。譬如，一张图表、一组数据、一段话、一个观点、一些精辟的词语或对概念的诠释、一种基本原理等。

通常直接引用的他人信息是组成论文的基础材料之一。其目的是为了给自己的论述提供严谨的理论依据，增强论文的科学性和可信度。那么怎样才能从资料中准确地筛选出可直接引用的信息呢？关键在于理清自己的思路，因为你在有明确目标的情况下易于主动识别信息。

在筛选的过程中，偶尔你会发现针对同一个主题有两种不同数据或解释，比如下面这个例子：

在"医疗安全"的主题词下，参考文献 1 写道："2002 年 10 月，《美国医学协会杂

---

① 高觉敷. 西方心理学的新发展 [M]. 北京：人民教育出版社，2002：60 – 61.

志》发布了一项研究结果。每年，因护士负荷过重造成的医疗事故死亡人数预计达2万人，是每年医疗事故死亡总人数（近10万）的1/5。"①

参考文献2写道："在美国，每年死于医疗过失的人数就超过了4万。"②

在这种情况下，可以根据你论述的主题的需要，或者只选具有权威性且出版时间最近的那一个，或者两个都引用（即在引用参考文献1的内容之后，用"也有文献报道"将参考文献2的内容列于其后）。

（2）提取可借鉴的信息

可借鉴的信息，指的是你从收集到的资料中提取出来的用于参考并能帮助自己取长补短的信息。比如，你所研究问题产生的背景、发展概况，实验研究的方法，研究对象的纳入与排除标准，假设检验的方法，论文的框架，文题及小标题的拟订，等等。

对于可借鉴信息的作用不可小觑，一方面它可使你得到启发，更好地形成和完善自己的想法，另一方面可加大你论述的深度，使论文的内容变得丰富多元。

（3）提取能转换重组的信息

能转换重组的信息，指的是你通过思维能从零散、无序的资料中提炼出可以变换成新的观点或想法的信息。

下面我们举例说明，看看怎样把分散在不同文献且互不相关的信息识别并提取出来，进行信息重组，进而归纳出一个新概念并应用于论文写作之中。

首先，在阅读中我们发现下面几段话不但令自己感兴趣，而且与自己在工作中的体会很贴近，属于有价值的信息。它们分别是：

① 陈龙安在《创造性思维与教学》一书中写道：有些人生怕接受新观念，是因为这可能引起他们的困扰，且又平白无故地添加了许多工作和责任。所以他们经常推辞说"已经有够多的问题，为什么还要增加一些我们无法应付的问题呢？"③

② Keith Nichols 在《临床心理护理指南》一书中写道：护士或治疗师就成了病人"心理上的眼睛和耳朵"。这样，作为照护病人的一项常规工作，他们每次都会在与病人接触中有目的地聊些准备好的话题，以了解病人对疾病的认识、理解和对健康的期望值。在188页又写道：有些患者和亲属觉得他们应得到特殊的照顾……因此，对你而言，意识到与特殊患者交流的方式很重要。④

---

① 罗兹玛丽·吉布森，贾纳丹·普拉萨德·辛格. 医疗凶猛：令人震惊的美国医疗内幕［M］. 张永梅，于歆，译. 北京：外文出版社，2013：97.

② 《得到》App《每天听本书》，文晶解读《医生的修炼》（阿图·葛文德著，欧冶译，浙江人民出版社，2015年）.

③ 陈龙安. 创造性思维与教学［M］. 北京：中国轻工业出版社，1999：104.

④ Keith Nichols. 临床心理护理指南［M］. 刘晓虹，吴菁，主译. 北京：中国轻工业出版社，2009.

③ 王静、乙树枝在《新加坡的系统化整体护理》一文中写道：有一位患者非常挑剔，一会儿要咖啡，一会儿要抬高床头，一会儿要杯牛奶，一会儿腿痛要求按摩。负责他的护士助理态度友好地满足了其所有的要求，但是在休息时间还是忍不住向护士长诉说心里的恼怒，护士长耐心地听完了她的倾诉。护士助理发泄完后心平气和了。护士长问："你做这一行多少年了？""20多年了。""你以前遇到过这类病人吗？""没有，这是我遇到的第一个。"护士长说："你很幸运，不是你分管的所有病人都这样，设想一下如果都是那样，你将怎么开展工作。"护士长以幽默、善解人意的谈吐化解了这位护士助理的不快，提高了其涵养和敬业精神。①

现在，我们完全抛开这三段话的原本含义，仅以自我利用为目的，尝试着从中提取出能引发自己思路和联想的最核心词语，它们是：① 新观念、责任；② 心理护理是一项常规工作、准备好的话题、与特殊患者交流的方式很重要；③ 心平气和。这样，我们便可以将它们归纳、组合在一起，构成一段崭新的论述：树立心理护理是护士的一项常规工作和责任的新观念，学会心态平和地对待有特殊要求的患者，准备好与其交流的话题和方式。（请谨记，这仅仅是我个人思考重组的结果，你也许会看到文字背后别人看不到的东西，重组出具有底层逻辑的新观点。）

之后，我们还可以进一步尝试着将这段核心内容演变成一个新的研究课题：与"有特殊要求患者"心理沟通的意义及方法。

最后，我们在撰写有关心理护理、护患纠纷或护患沟通方面的论文时，你可以将此新观点作为其中的一个分论点，也可以将其作为整篇文章的结论，还可以当作一篇独立的论文主题，将新组合的核心内容分解开来，一个一个地展开更具体、更透彻的论述。

不难看出，经过这种对信息的转换重组，不但令你的观点新颖鲜明，而且令你对问题的解释更简要，推理更富有逻辑性。这是一种创新思维，需要在你的大脑中对信息进行加工合成，知道利用这些信息能够写成什么，形成什么样的观点。这是一个循序渐进的过程，绝不是不可逾越的鸿沟。

二、如何积累写作资料

你是否遇到过这种情况：明明记得一条信息就在这本书里，现在想引用却怎么也找不到了；有时，虽然在笔记本上找到了想用的信息，但是无论如何也想不起来它的确切出处了。其实，这种情况比较常见。因为人的记忆力是有限的，任何人的脑袋都不可能好用到什么都能记住。那么，怎样才能随手找到自己曾留意过的信息呢？养成积累写作

① 王静，乙树枝. 新加坡的系统化整体护理［J］. 国外医学·护理学分册，2003，22（4）：197-198.

资料的习惯是达到此目的的唯一捷径。通常我们积累写作信息的方法有两种。

一是日积月累法。此法是在广泛浏览各种资料时，根据自己的兴趣随时随地将其中的重要信息记录下来。其特点是：灵活性强，没有时间的限制，内容丰富。

二是跟踪追查法。该方法通常用在你与阅读的文章产生共鸣时。方法是：根据文章后面标注的参考文献来源去追溯原文。目的在于：从追溯的原文中获得更多的信息，以便对该主题内容进行更深入的了解或研究；从追溯的原文中获得启发、线索或理论依据，以利于完成自己正在进行的研究。其特点是：目标明确，材料的内容单一而且集中。

1. 积累写作资料的好处

积累，就是把有用的信息一条一条地攒起来，积少成多，在写论文时能派上用场。人们积累信息的方法千差万别。有人习惯于一边阅读一边在认为"有用"的文字下画上重点符号，然后折叠此页或夹上书签，待写论文时再翻开细看。也有人习惯将资料中"有用"的东西摘录到笔记本上，以备参考利用。随着时间的延续，积累的资料会越来越多。这时你会发现，从它们之中找出自己当前想要的东西竟然也不容易，除了要花费时间从头到尾地翻找之外，还容易遗漏。

相比之下，把大脑需要记忆的写作信息交给"信息摘录卡片"（即将有用的信息抄写在卡片上）更科学实用。其好处是：

① 写作时查找快捷。

② 内容准确无误，出处齐全。

③ 便于将同一主题的卡片平铺于桌子上，随意变换位置，卡片上的文字会刺激你的大脑思维连贯，集中注意力于信息利用和重组上。

2. 手工卡片积累法

手工卡片积累法，也就是将每条有价值的信息抄写在一张卡片上，再将这些卡片按其内容具有的某些共同特征归类于同一关键词"导卡"下，依一定秩序排列、储存。普林斯顿的一项研究表明：虽然使用笔记本电脑的学生记录下来更多的笔记，但纸质笔记记录者对内容理解得更好，而且在应用和整合材料方面表现也很好。[①]

（1）卡片的制作

所谓卡片，是指尺寸统一的硬实白纸片，可正反两面使用。该卡片既可自己裁剪制作，也可购买现成的小记事本一页一页地撕下来使用。比较适中的卡片尺寸是 64 开或扑克牌大小。

----

① 《得到》App《李翔知识内参：提高学习效率的 5 个方法》，2018 年 12 月 22 日.

使用卡片的好处是：重量轻，体积小，便于存放；可随时增加写有新信息的卡片，任意调换前后位置，重新排序。需要注意的是，选用的纸材最好坚韧一些（如复印纸、高质量的笔记本纸），以免经常查找变得卷曲或破损。

（2）导卡的制作

导卡，就是写有一个关键词（标识）的硬卡片。它标志着与该关键词相关的所有信息卡都排列在它后面，形象地说它就是队列前面的"举旗者"，引导你一眼就能找到想要找的。

制作导卡，最好选用有别于白色的纸板（如废弃的各种花色的厚实包装纸袋、包装纸盒等）。导卡的尺寸宽窄与白卡片相同，高度要高出白卡片 1 厘米左右，以便在高出部分标注关键词。因其色彩醒目，能很好地起到引导及与其他信息卡隔断的目的。

（3）摘录方法

① 每张卡片上只摘录一段有利用价值的信息，甚至一张卡片上只摘录一句话、一个词语。这样可以随意调换卡片的位置而不丢失其他信息，利于进行不同形式的创新性组合。

② 在结尾处注明摘录的来源，内容包括：著者姓名、题目、书名或期刊名、出版地、出版日期或年卷期、页码。注意，千万不要缺项，以免多年之后，在自己撰写的论文中标注参考文献的出处时项目不全，回头再想找原文可就难了。

（4）卡片的排列

排列卡片的原则是：能提供思考的线索和信息之间的关联性，便于联想及重新组合。具体做法是：

① 归类。归类是一种找联系、寻关系的逻辑方法，即按照卡片上可利用信息内容的相似性、共同性或按照内容之间依存的关系（如因果关系等）将卡片归拢到一起。将同一类的卡片集中排列在一个关键词的导卡之下。

② 系统化。对虽然可以归为同类，但内容庞大且跨多个专科的可利用信息卡片需系统化。也就是在一个四世同堂的大家族下，分成儿子辈或孙子辈。具体做法是：在一个总关键词下再设立几个"子关键词"，避免一个大家族的众多卡片混杂在一起，有碍于顺畅的思考、丰富的联想和创见的产生。例如，关于糖尿病和高血压护理，除了内科之外，外科、妇产科、肿瘤科、重症监护等科室也会涉及对伴有糖尿病、高血压病人的护理，所以可以打破专科的界限，对收集到的信息在总关键词"糖尿病"或"高血压"的导卡之下，再设立几个子关键词（如"用药护理""病人教育""心理护理"等）的导卡，将各自相关的可利用信息卡排列在"子导卡"之下。

（5）卡片的储存

可以根据预估卡片数量的多少，选用一个或多个大小不等的轻便、结实的盒子来储存卡片（如各种包装盒）。卡片可以平放，也可以立放。无论怎样摆放，均要以每一个关键词导卡开头，其后有序地排列归类于该关键词下有利用价值的信息卡片。然后，再接排另一关键词导卡及归属于它的信息卡片。

有时，一段有利用价值的信息会在不同主题的论文中都有用，你可以一式多份，分别排列在不同的关键词下。例如，你在网上看到这样一句话："两个人的沟通，70%是情绪，30%是内容。情绪不对，内容就会被扭曲。纵有一肚子的情愫，没有良好的情绪，说得再多也只是发泄。心里想着沟通，语调却阴阳怪气，不知道是沟通还是挑衅，嘴上喊着沟通，脾气却比谁都大，不知道是沟通还是吵架。要沟通就诚心实意，用平和的情绪，诚恳的语气。"你觉得这段话在写护患沟通、心理护理、情绪劳动或护理管理方面的论文时都会有用，便可以做成四张同样的信息卡，分别排在这四个关键词导卡下。

3. 计算机积累法

计算机储存法与卡片法的制作程序及方法基本相同，所不同的是导卡和卡片的内容变成了计算机里的条目。其优点是：

（1）不占用空间，仅需在电脑的桌面上设立一个文件夹；

（2）可以随意添加新收集到的内容、改变顺序；

（3）相同的条目可以复制至几个不相关的关键词下，利于思维的连贯、流畅以及创新性组合；

（4）既可存入 U 盘，也可发至自己的电子信箱，在家和单位均可阅读、利用；

（5）查找方便，只需点击对话框中的"查找"栏，在"查找"框内填写要找的关键词或任何一条目中的"标志性"字或词，点击"查找"即可立刻搜索到你要找的内容。

（6）方便打印。

下面，以积累有关"自我发展与修养"方面有用的信息为例，展示使用计算机储存的方法。其中，居中的黑体字为关键词，相当于导卡上的关键词；关键词下排列的每一条目，即每一自然段，相当于每一白色信息卡上摘录的内容。

自我发展

（规划）尽管你勾画不出将来的里程碑，但可以有一个 5 年的设想。……要发现自己亟待培训之处。……你是否得到借调、进修或参与某项工作的机会很重要。规划一个职业路径能帮助护士感到自信，掌握自己的职业生涯和生命。[1]

（家境）"文化资本"是一种巨大的资源。拥有这种资源的人就可以为自己的孩子提供环境的优势，例如，充满了趣味的图书、充满激励的谈话、对学习进步的期望、学习的模范、家庭教师、有用的社会关系等。[2]

---

[1] Hoban V. How to…plan a career [J]. Nursing Times, 2003, 99 (25)：68-69.

[2] 米哈伊·奇凯岑特米哈伊. 创造性：发现和发明的心理学 [M]. 夏镇平，译. 上海：上海译文出版社，2001：52.

（升迁）大多数高水平的护理角色需要护士具有一定的经验和技能，包括临床、管理、教育及研究各个方面。个人发展计划会让你取得你所需要的经验和资格。为此，你首先要逐渐确保在当前的岗位上具有一定的知识和能力。这可能意味着你除了完善过去的知识外，还要学习新的技能，无论是通过正规的高等教育还是通过自学。你确定了你想要的岗位时，需要向早已在此岗位上的同事学习。一个优秀的护士是做事优秀、可以信赖、细心、有条理、有专业方法的人。大多数高级岗位都有时不时表达的机会，这包括你在大会上发言或在专业杂志上发表文章①，所以尽早取得经验是有用的。

（被排斥）有些人非常博学，却没法与同伴中举足轻重的人沟通，因此，在他们事业的形成期就受到别人的忽视或回避。②

（入法眼）当单位确定某个职位的人选时，首先想到的是他们了解的护士，或那些被他们了解的护士所高度评价的人，这就进入到工作关系网。其他人能在突出你的素质方面起很大作用，让你被别人所知。你的护理职业生涯不只关系到你的专业技术和你所了解的人，还关系到谁认识你。将你的工作关系网建立起来并分类很重要：① 私人关系网。如亲属、朋友、同事或休闲时常遇到的人。这可能将你引入一个你从没想到却令你感兴趣的领域工作。② 组织关系网。你工作的单位越大，接触到的各级组织领导就越多。他们能对你提供一些有价值的信息，如你的技术可能适合那儿，你需要学会的内容，以及你能获得的资源。③专业工作网。这些人来自你单位之外。学术会议、座谈会或其他聚会是建立这种关系的最佳地点，给你在不同场合遇到的人留张名片。③

就这样，当你又陆陆续续地收集到一些有用的信息，想随时将它们放到该关键词下时，可以打开文件夹，点击该关键词，进入页面。然后，根据新收集到的信息内容，将其插入你认为合适的位置。在同一关键词下的信息条目比较多时，为了立刻找到排在最后的条目，只需记住最后一个条目中的一个"识别词"（即该条目独有的或在其他信息条目中很少出现的词），如"关系网"，像查找关键词一样，在查找框内输入"关系网"，即可找到。

另外，你也可以为每一条信息单独提炼出一个识别词。例如，上述每条信息中排列在开头带括号的词就是我提炼的识别词。提炼识别词的好处除了查找快，还益于加深你对该条信息的理解与记忆，甚至是强制你对信息进行深入分析和思考的有效手段。

---

① Allen M. Now to…get promoted ［J］. Nursing Times，2003，99（38）：44－45.

② 米哈伊·奇凯岑特米哈伊. 创造性：发现和发明的心理学 ［M］. 夏镇平，译. 上海：上海译文出版社，2001：53.

③ Pearce. How to…network ［J］. Nursing times，2004，100（14）：68－69.

第三章

护理论文的分类

下面，我们用一章的篇幅来梳理护理论文的种类。"护理论文"与"水果"一词一样，是一个大而笼统的概念。水果有苹果、葡萄、榴莲等不同种类，护理论文也分为多种，只有认识了它们，知道它们之间的区别与各自的特点，你才能知道自己的研究适合写成哪一种文章。目前对护理论文尚无权威性分类标准，在实践中普遍使用的分类方法有两种。它们各有所长、相辅相成，没有好与不好之分，只有适合哪种用途之别。

第一种：系统分类，是护理期刊编辑们乐于使用的"以护理学科知识体系"为框架进行的分类。

第二种：性质和结构分类，是作者们撰写论文时使用的"以研究性质和写作结构"为框架进行的分类。所谓框架，就是组成一篇论文的基本结构。打一个形象的比方，文章的框架就如同我们人体的骨架，将整篇文章支撑起来。

第一节 以护理学科知识体系为框架的分类

以护理学科知识体系为框架的分类，是以护理专业教育中划分的教学科目（如基础护理、临床护理、护理教育、护理管理等）为基础，对护理论文进行系统分类的方法（以下简称"系统分类"）。

一、主要作用

以护理学科知识体系为框架的分类，主要作用如下。

1. 对期刊编辑的作用

（1）利于文章的编排

编辑部每期出版的文章多达几十篇，它们体裁多样、内容广泛。该分类法不但有助于期刊编辑将这些繁杂的文章系统地组织起来，使同类知识编排得集中且有条理，而且又可依据每期稿件的重点来灵活地调整栏目，彰显自己的办刊特色和编辑风格。

（2）利于栏目的设计

使用该分类法不但利于划分栏目，而且还便于依据每期出版的重点内容调整栏目顺序，引起读者的关注，培养读者对该刊的阅读兴趣，不断扩大读者群。

2. 对读者的作用

由于读者大多为护理专业人员，对所学各护理科目的内容非常熟悉，所以只要看到每期目录中的栏目就能快速辨识自己要找的资料应该归属哪个门下，这样查阅起来省时省力。特别是编辑部每年年终编排的目录索引，不但能为读者提供一种快捷地收集到自己所需资料的途径，而且还利于读者对全年的文题进行比较分析，从中悟出某种发展趋势或研究动向。

二、应用范围

此种方法通常被护理专业期刊的编辑们用于对每期刊出文章的分类，也用于对每年年终目录索引的分类编排。目的是为读者提供方便，使期刊传递的众多信息有章可循，读者查找及利用起来精准、快捷。系统分类法常用于下述几种情况。

1. 划分栏目

编辑们常常以"临床护理""护理教育""护理管理"等为框架，对每期将要刊出的文章根据其论述的主要内容进行系统分类，然后把同一系统内容的文章归类于其所属的栏目下。

2. 划分子栏目

当某一系统栏目内的文章数量太多、涉及的内容太广时，如"临床护理"，编辑们可以根据当期稿件的具体情况将归属于该系统栏目的文章再进行细分，使用"临床护理"的子系统，诸如"内科护理""外科护理""肿瘤护理""眼科护理"等。

3. 划分专题栏目

有时，编辑们为了突出某期出版的重点内容，会在系统分类的基础上，另行开设一两个"专题栏目"。例如，有的杂志开设《糖尿病护理》专栏、《门、急诊护理》专栏，有的则开设《等级医院评审》专栏、《护理改革》专栏，还有的开设《循证护理》专栏等。

4. 系统分类辅以体裁分类

偶尔，我们也可以看到，有的杂志以系统分类为主与以写作结构框架为辅的形式分类每期出版的文章。也就是除了设有系统分类的各专科护理栏目之外，还开设了"论著""调查研究"或"综述"等不同体裁的栏目。

现在，我们仅以 5 种护理专业期刊为例，看看各编辑部 2018 年开设的系统分类栏目、专题分类栏目、体裁分类栏目及其编排特点，详见表 3-1。

表 3-1　2018 年 5 种护理专业期刊开设的主要栏目实例

刊名	开设的栏目
中华护理杂志	论著；助产适宜技术专题；早产儿护理专题；骨科护理专题；机械通气护理专题；心脏疾病护理专题；手术室护理专题；护理职业防护专题；专科实践与研究；护理管理；社区护理；护理教育；职业防护；证据综合研究；综述；护理技术研究；护理工具革新；经验交流（个案护理）
中国实用护理杂志	论著；临床护理（内科护理、外科护理、儿科护理、五官科护理、肿瘤护理、妇产科护理、个案护理、基础护理、护理管理、心理护理、社区护理、专利之窗、健康教育、危急重症护理、精神科护理、辨证施护、人文护理、护理教育）；危急重症护理专题；护理质量与安全专题；综述；述评；写作之窗
护理学杂志（33 卷下半月）	专家论坛；重点关注；专科护理；手术室护理；中医护理；基础护理；护理管理；护理教育；健康教育；心理护理；医院感染；康复护理；社区护理；老年护理；饮食与营养；药物监护；技术革新；国际视野；护理伦理；循证护理；论坛；文献分析；综述
护理研究	护士处方权研究；指南研究；指南解读；科研综述；科研论著；综合研究
护理管理杂志	本刊专稿；论坛；主题策划："医养结合"背景下的养老服务；主题策划：护理人文关怀；论著；新军事变革下军事护理研究专栏；死亡态度研究专栏；护理绩效管理实效研究专栏；脑卒中吞咽障碍研究专栏；临终关怀专栏；护士长领导能力研究专栏；儿科护士护教协同培养专栏；护理信息技术智能化发展专栏；调查研究；综述；质量管理、护理教育；医院感染管理；专科护理管理；军事护理；护理经济管理；安全管理；社区护理管理；管理理论与实践；健康教育；信息管理；护理改革；护士长园地；护理考察；经验探索

第二节　以研究性质和写作结构为框架的分类

以研究性质和写作结构为框架的分类，是指以各自独具的研究特点（即研究对象和方法）、论文的构成要素（即由几部分组成）、写作顺序（部分与部分的先后衔接）为依据，对护理论文进行分类的方法。撰写论文时只要抓住这三大要点，便基本上能将材料、观点等内容要素有步骤、有主次地加以组织和安排，使文章成为一个逻辑严密、内容统一的整体。通常我们也把安排文章结构称为布局谋篇。

论文不同于文学作品，结构不对就没有学术范儿，而写作规则恰恰是学术界非常看重的。仅以题目为例，学术论文的题目与文学作品的名字不同，有些文学作品你不看内容介绍猜不出写的是什么，如《1984》《蛙》……但是，护理论文的题目必须反映你研究的主题和研究方法。看看下述三篇文章的题目，你能读出什么？

例1　阅读疗法在抑郁患者中的应用进展①

例2　本科护生疼痛管理知识和态度及自我效能感调查②

例3　医患沟通护士专职岗位的设立及实践③

通过阅读各篇文章的题目，你会发现它们是三种不同种类的论文。第一篇中的最后两个字"进展"告诉你，这是一篇以文献为研究对象的综述，研究的主题是阅读疗法，研究范围是在抑郁患者中的应用。第二篇中的最后两个字"调查"告诉你，这是一篇调查研究类论文，研究的主题是疼痛管理知识、态度及自我效能感，研究对象是本科护生。第三篇中的最后五个字"设立及实践"告诉你，这是一篇工作经验体会，论述的主题是医患沟通护士专职岗位，内容是阐述他们的具体做法及实际效果。

由此可见，论文题目能让读者在开始阅读全文之前获得不少基本信息。换句话说，作者能让读者从题目中得知他写的是哪一类文章、论述的重点是什么。这也是作者不惜花费精力选定论文题目，以达到抓住编辑和读者眼球的重要原因之一。

对读者来讲，学会简单地识别论文的种类很重要。比如，你很想写一篇像例3那样的工作体会，那么可以从期刊中找一篇你认为比较好的同类文章作为范例，借鉴它现成的结构、论述方式、写作手法，写出一篇基本符合规范的论文。这对初学者来说不乏是一种实用的方法。

不过我还是要提醒一句，并不是所有的论文题目都像小葱拌豆腐那样可以清晰地被分辨出属于哪一种类，我只不过提供了一些重要线索。等你读完下面的各个章节，就更会运用这些线索了。同时你也会发现，除了文题外，论文的摘要和开头都能进一步帮助你确定论文的类型。

---

① 刘双，李峥. 阅读疗法在抑郁患者中的应用进展［J］. 中华护理杂志，2015，50（1）：101－105.

② 周英华，张伟. 本科护生疼痛管理知识和态度及自我效能感调查［J］. 中华护理杂志，2015，50（2）：213－217.

③ 袁惠萍，潘海燕. 医患沟通护士专职岗位的设立及实践［J］. 护理学报，2015，22（4）：58－61.

一、论文的种类

暂且把投稿时需附加的关键词和摘要排除在外，仅以一篇学术论文的研究性质是什么、由哪几个部分组成、每一部分与每一部分的先后顺序及衔接的形式为框架进行分类，大致可以分为5个种类（亦可称为5种体裁），详见表3-2。

表3-2　以研究性质和写作结构为框架划分的论文种类

种类（体裁）	研究性质	正文结构的组成及顺序
1. 个案护理	特例分析	病例介绍、护理（护理问题与护理措施）、讨论、参考文献
2. 观察研究	个人总结	根据表达主题的需要，自行设计结构，确立小标题
3. 调查研究	实地调研	前言、对象及方法、结果、讨论、参考文献
4. 综述	文献研究	前言、主体（对前言做详述、解释和论证）、结束语、参考文献
5. 实验研究	实验性	前言、对象及方法、结果、讨论、参考文献

表3-2中列出的各种论文的组成部分，是该类论文的整体组织框架，也是按每个组成部分的小标题及前后衔接顺序排列的。它们已为作者在布局谋篇方面清楚地规定了一个衔接紧密、有序、统一的写作套路（即程序）。作者需要审慎考虑的是，如何在此框架下善加利用所掌握的东西，使自己的表达能力和创新性思维得到良好的呈现。

特别需要强调的是对于"观察研究"类论文的写作，虽然作者拥有自己设计结构的自由度，但是需要巧妙地构思论文的整体框架并确定小标题。

二、主要作用

1. 对期刊编辑的作用

对期刊编辑而言，凭借研究性质和写作结构的框架来判定稿件的质量是他们日常遵循的重要审读原则之一。例如，他们会根据论文题目和内容判断作者是否拥有写作的相关知识、论文是否紧扣主题，根据论文的小标题判断该文的前后结构是否合理、连贯、完整无缺，全文的逻辑关系是否清晰等。

护理论文的结构特点制约着作者在撰写论文时各部分内容要详略得当，不能逾越各自的框架范围。这样，就很容易在可控的字数内把问题说清楚，把观点讲明白，避免长篇大论。编辑部在字数上也会加以控制，避免浪费杂志的版面资源。

2. 对作者的作用

对作者而言，其作用主要体现在以下三个方面。

（1）有助于了解写作规范

站在作者写作的角度，该分类方法把不同体裁的论文从结构上分解成了几个重要组成部分。这不但有助于初学写作者掌握不同体裁论文的组织结构特点，知道什么样的文章应该由哪几个部分组成，需要先写哪一部分、后写哪一部分，使自己写出的文章一开始就符合套路，而且还能帮助作者从中选择适合自己撰写的论文种类。

（2）便于布局谋篇

此处我们所说的布局谋篇，是指对文章结构的整体安排和设计。它是每位作者在动笔之前都必须经过的一个构思阶段。否则，想到哪儿写到哪儿，就不可能严密地、有步骤地、有主次且完整地阐明自己的研究结果或观点。

（3）对循证的作用

无论上述哪种文章的内容，都可以作为我们撰写论文时支持自己观点的证据，但是在护理研究中却有可信程度高低之分，详见表3-3。

表3-3 证据的种类及可信度排序①

序号	按专业观点排序	按研究类型排序	按获取类型排序
1	随机控制实验	多方面研究后的统计学分析	从研究文献中获得，如原始研究论文、综述及被引用的参考文献
2	非随机控制实验	实验性研究	从经验中获得，如对实践的思考及表达、工作中的讨论、对临床记录和病例的探究
3	人群或病例对照研究	类实验性研究	从学习中获得，如阅读书籍、参加学术会议、接受正规规或继续教育
4	护理前后对比研究	非实验性研究	从委托人、病人及其家属中获得，如工作检查资料、合作协议、病人安全或起诉书
5	个人临床经验描述	个案报道和临床经验	从政策、指导性文件中获得，如法律、法规、临床准则、操作标准或指南
6			从角色榜样或专家处获得，如小组讨论、专家会诊和鉴定

这一章，我介绍了护理论文分类的概况。借用著名教育家约翰·加德纳的话，给大家看到了从写作知识园地里采摘下来的缤纷花朵。② 从下一章开始，我将详细讲述每种论文的具体写作技巧，让大家掌握每一束呈现在眼前的芬芳美丽的花朵的种植、除草、施肥和修剪的整个过程。

---

① 李旭，杨家林. 国内外护理新进展［M］. 长春：吉林人民出版社，2004：200.
② 尼尔·希朗，斯图尔特·基利. 学会提问［M］. 吴礼敬，译. 北京：机械工业出版社，2018：XIV.

第四章

个案护理的写作

第一节 基本概念与选题

一、基本概念

个案护理（亦称案例护理）可以分为单个案例和多个案例（通常不超过 3 例）。个例研究是以发现和解决某一案例的特殊问题来积累实践经验的研究方法。我曾以"个案护理"为关键词，利用电子检索数据库收集过 2009—2013 年的相关资料，检索到 89 篇文章。这些文章的内容涉及四个方面：个案护理管理、个案护理教学、个案护理查房、个案护理报告。

1. 个案护理的含义

我所说的"个案护理"，专门指的是"个案护理报告"，通常大家习惯性地称其为"个案护理"。它与个案护理管理、个案护理教学、个案护理查房等，虽然在写作结构上基本相似，但研究目的截然不同。

（1）个案护理管理

此概念衍生于美国的"个案管理模式"。1984 年，该模式出现在美国政府推出的单病种管理方式中，目的是为了提高医疗质量，控制医疗费用支出，满足患者的需求。正如袁晓丹等所介绍的，该模式被应用于持续医疗的全过程，由专业医疗护理人员组成的团队为患者制订合理、系统、个体化的诊疗和自我管理方案，并根据患者情况及时调整方案。现在国外大多数医疗保健机构已经建立了丰富的、多样化的个案管理模式，主要包括 5 个部分：确认合适的患者、评估、计划、实施和评价。① 邓娟等撰写的综述《脑卒中个案管理师实践模式的研究进展》比较详细地介绍了不同国家对脑卒中单病种个案管理的概况。②

目前在我国，对该模式感兴趣的护理人员正在尝试着将其应用于自己的专科护理中。因此，我认为由此而撰写的论文，应根据体裁划归于不同的章节更为妥当。

（2）个案护理教学

亦可称为案例教学，是护理院校的教师为了培养学生理论联系实际的能力而采用的一种教学方法。事先，教师根据教学内容选择出具有代表性的临床病例。课堂上，教师以该病例为实例，让学生站在护理者的角度识别和定义护理问题，分析问题，找出各种解决问题的方案，进行判断和决策。

实施案例教学的教师在教学过程中会不断地总结经验，由此而撰写的论文，我将其归至"经验体会类"。

（3）个案护理查房

由护理部主任或护士长主持的院际或科室的护理查房，目的在于：① 检查和促进某种护理新模式、新方法的实际临床应用，加强科室间的护理协作与交流；② 检查正在接受治疗的疑难、罕见、危重病人的护理情况，以如何解决该病人的主要护理问题为重点议题，通过研讨提高整体护理水平。

有些护理查房的主持者愿意把自己组织查房的方法和感受与大家交流，由此而撰写的论文，同样宜归至"经验体会类"。

（4）个案护理报告（个案护理）

所谓个案护理，就是作者以自己亲自护理的一个病人为研究案例，将由此得来的刻骨铭心的体会、不同寻常的发现、非常规或突破常规的护理方法及效果写成一篇论文。

个案护理纯属"事后"的回顾性研究。作者掌握的资料来自履行工作职责期间观察和护理干预的结果。它们常被称为临床证据（第一手资料）。护士个人的临床经验、知识结构、问题意识和研究能力等直接影响着对这些临床证据的收集与利用。"选择性感知"强的人，会在护理过程中有目的地详细记录和保存与病人护理有关的资料，以供写作时选用。对问题"缺乏敏感性"的人，可能在事情过去相当长一段时间之后才想起写论文，当回头去病历中查找时，才发现某些自己需要的护理资料并无记载。我的经验是，做个"选择性感知"强的人，哪怕收集的资料最后派不上用场也无所谓，因为写作本来就是一个筛选过程。

① 袁晓丹，楼青青，张丹毓，等. 糖尿病个案管理模式的研究进展［J］. 中华护理杂志，2013，48（1）：84 - 85.

② 邓娟，谢红珍. 脑卒中个案管理师实践模式的研究进展［J］. 中华护理杂志，2018，53（8）：1010 - 1013.

普遍来讲，个案护理的写作常被忽视。究其原因，有两点：一是作者认为个案护理的学术价值不如实验研究论文的分量重；另一点是个案比较难遇到。毕竟个案代表了一种少见的情况，所以才值得从最独特的角度去讨论和分析。这要求作者不仅仅立足于自己所见和所做的，还要有发现和挖掘其背后深刻原因及启迪意义的本事。

2. 个案护理的写作特点

通常作者撰写个案护理的目的，不仅在于病例本身的独特性，更在于作者希望通过深入剖析，与读者分享从中获得的启示、汲取的经验和教训。因此，个案护理的写作具有如下特点：

（1）一事一议

突出对某一例病人发生的"非寻常"情况的一事一议，避免面面俱到地讲述常规护理。内容要单纯、深刻，论述要精辟、贴切，切忌冗长。

（2）亲自参与护理

与个案护理教学和个案护理查房的论文相比，个案护理的作者必须直接参与过对病人的护理，而对前者则无此要求。从本质上讲，个案护理的写作涉及两大部分：前半部分强调的是写"病例本身"；后半部分强调的是阐述"病例的意义"。所以，作者描述的个案应该真实可靠而不是听说的，诠释的结论要建立在真实数据基础之上。也就是说，个案的真实性决定了文章的可信度。

二、个案护理的选题

对于有多年临床经验的护士来讲，每个人在护理病人的过程中都会遇到几件难忘的事情。这些事情有的来自无意观察（如意外事件），有的来自有意观察（如对疑难问题的认识和解决），有的则来自这两种情况的结合。个案护理的选题，就是从自己护理过的病人中选出一个具有代表性的典型例子（即病例），进行"事例研究"。

1. 选题方法

以我个人为例，在 1977 年至 1981 年我护理的病人中，有 3 名病人我现在想起来仍记忆犹新。虽然时间距今已较久远，但是以他们为实例讲述如何选题会令你印象深刻。

例1 这是一个 13 岁的农村女孩，她和弟弟先后患了肠伤寒。弟弟在另一家医院治疗，她被收治于我院的外科隔离病房。因其并发肠穿孔，病情严重，行床旁腹腔引流术。当年医院没有家属陪护制度，只有限时探视制度，所以不管是医疗性护理还是生活护理，都由我们护士负责。每当我值班时，对她护理得非常用心，有时一边为其做口腔护理一边与其说几句话，问她感觉哪儿难受，需不需要找医生。她从不回话。从她的神情中，我能看出痛苦、无助和冷漠。一天下午，她父亲来探视后，我去巡视时发现她苍白的左侧脸上明显可见挨打留下的手印。经医生了解，得知是她父亲打的。第二天，在交接班的早会上，夜班护士报告：该患儿在夜里自己拔除了所有治疗、抢救导管，经抢救无效死亡。我当时非常惊愕，为她用这种方式走上绝路而心痛，难道是因为她父亲把她视作家里的累赘吗？

例2　这是一位来自农村患有格林巴利综合征的 14 岁男孩，被收治于我院儿科10 病室。该病室有 8 张病床，是专门腾出来用于救治当时多发的格林巴利患儿的。该男孩病情最重，因呼吸肌麻痹，行气管切开，气管插管留置 20 多天，通过医护人员的精心治疗和护理，病情痊愈出院。该患者之所以未发生切口局部及肺感染等严重并发症，关键在于我们严格执行医嘱，综合实施了各项护理措施。例如：① 保持室内清洁，定期进行紫外线空气消毒。② 每天早班和晚班护士负责将留置的气管插管内套管卸下来做煮沸消毒。③ 气管插管局部纱布被痰等液体浸湿时，及时更换。④ 按时向气管插管内滴配好的抗感染药液。⑤ 患儿有痰咳不出时，为其叩背，方法是分别从左右肺叶的底部沿脊椎两侧向上拍，手握空拳，手心呈杯状，手腕用力，每 2 小时叩击一次，协助患儿顺利地将痰咳出。此法由我们科主任亲自示教，全科护士都掌握了要点。⑥ 按时为患儿翻身、按摩受压部位，保持床单清洁、平坦、干燥，预防压疮。

例3　该患儿不到 2 岁，家住本市，因病情较重，在我院儿科门诊留院观察。当天我值白班，在观察用药治疗期间患儿病情加重，由我护送至儿科病房住院治疗，当天夜晚死亡。患儿家属对死亡原因提出异议（其中包括门诊用药是否有误），要求法医鉴定。经卫生主管部门组织的第三方专家小组鉴定，患儿死因是爆发性流脑；经药检部门鉴定，静脉输液药品质量合格，所加药物及剂量无误。

以上三个病例均有特殊性，那么哪个病例更适合选出来作为一个案例来探讨呢？现在我们比较一下。

对于例 1，我不知道怎么做才能在以后再遇到同类患者时，有效地避免此类悲剧的发生，也想不出什么好的解决方法和建议，所以我没有资格用设想与读者纸上谈兵。

对于例 2，在当时的治疗条件下，病情这么危重的患儿能顺利地痊愈，确实令人振奋。从护理的角度总结经验，是个不错的选题。

对于例 3，关于"三查七对"这样的护理常规我是严格遵守的，无须与读者交流。但是通过该病例我深切地体会到两点，一点是经验，一点是教训。经验是：对于在门诊留院观察的患儿，因其病情容易快速发生变化，所以我一个人当班时，无论其他需要分诊、测体温、肌肉注射等处置的患儿有多少，我都坚持每隔 30 分钟左右去观察室看看、问问家属有什么需要我做的。当我在第一时间发现此患儿脸上有出血点的时候，马上报告了值班医生。所以，该患儿家属对我的服务态度和责任心方面是满意的。教训是：挂静脉点滴所用的瓶筐，应该选不会影响药液颜色的。那时，静点瓶筐都是铁丝编制的。有时不够用，我们就因陋就简，用彩色塑料绳编制瓶筐。我给该患儿使用的恰恰是用黄色塑料绳编的，受光线的影响，瓶筐的颜色映到输液的玻璃瓶上，容易让家属产生液体有点发黄的错觉。但这种瓶筐并不通用，对读者几乎没有借鉴意义。

综上所述，我最有话与同行交流的是例2，于是我开始准备向省护理学会召开的学术会议投稿。可惜，在截稿之前我还没写完。原因是我只会面面俱到地写做了什么，这些护理常规上都有，之后就没什么可写的了，却不知道还有另辟蹊径这一写作技巧，即单独抓住"叩背"这一创新且有效的护理措施，专门就叩击的部位、方法、时间、排痰等逻辑链条将其说深、说透。2016年，我看到了张金峰等撰写的《背部腧穴叩击配合弹拨法对机械通气患者排痰效果的研究》一文，他们不但引用了中医经络理论，还引用了西医生理学原理作为叩击排痰有效的理论依据。其中写道："痰液主要由气管支气管腺体和杯状细泡分泌，迷走神经兴奋可使腺体和杯状细胞分泌增加。人体背部胸椎旁，即交感神经链附近，是呼吸系统疾病的反射区。刺激该区分布的穴位时，产生的刺激信号可降低患者的迷走神经兴奋性，同时提高交感神经的兴奋性，从而使细支气管扩张，支气管黏膜的血管收缩，渗出减少，改善通气功能。"[①] 现在你会觉得，这种就单一问题进行深入探讨的论文其实也可以取得内容新颖且具有学术性的效果。

2. 选题原则

（1）单一性

个案护理提出和讨论的问题要单纯。尤其是对于病情危重、护理措施复杂的患者，可以采取"排除法"把常规护理能解决的问题排除在外，仅针对常规方法解决不了或解决不好的护理问题进行研讨。论文体现小中见大的特点，即能透过这一问题，引申、挖掘出含义深广的主题。

（2）有意义

个案护理的学术价值，不仅在于作者表达对病人发生的"特殊问题"的敏感性、判断力及其应对方式，还在于能挖掘出从中汲取的经验或教训，给读者以启发和借鉴。

（3）时效性

对自己护理过的典型病例，要及时总结，及时撰文投稿，否则时过境迁，对自己、对别人帮助都不大。譬如，现在我再提起例2中的"叩背"，恐怕可以称为"古董"了，所谓的"经验"也就无意义了。

---

① 张金峰，王爱民，许丽辉，等. 背部腧穴叩击配合弹拨法对机械通气患者排痰效果的研究[J]. 中华护理杂志，2016，51（8）：939－942.

第二节 写作方法

尽管个案护理写作方法在所有论文写作中是最容易掌握的，但是要把一个病例研究说清楚还是很讲究技巧的。作者既要善于从形象化信息（通过感官直接获得的病人资料）中提炼内容，又要能概括抽象化信息（通过大脑加工得出的结论）。

个案护理从头到尾都以一条"因果"逻辑关系为主线贯穿全文，主要包括：护理了什么病人→出现了什么护理问题→为什么会出现这种问题→采取了什么有效的护理措施→结果如何→有什么启示。

按照这个顺序，写出来的文章会条理清晰、重点突出、层次分明，便于读者掌握事情发展变化的来龙去脉。落实到文章的具体结构是：标题、开头（亦称前言）、病例介绍、护理、讨论和参考文献。它们也是每一部分的小标题，将整篇文章贯穿在一起。

关于提炼关键词、撰写摘要的技巧以及选用参考文献的原则，详见第十章。

 一、标题

1. 标题的功能

标题，即论文的题目，也称文题。标题是给读者的第一印象，它有引导读者阅读全文和方便读者文献检索的功能，因此要具有信息标志。所谓信息标志，就是读者通过文题能明确地了解以下特征：① 研究性质——对一例病人的事例研究；② 研究对象——什么患者，出现了什么问题；③ 研究目的——要解决什么问题。以此来吸引读者阅读全文，同时利于同类研究者检索到你的文章。

现在我们以赵冬梅等撰写的论文题目为例分析，以加深大家对文题所具信息标志的理解。其题目为"1 例晚期结肠癌并发高位肠瘘患者的皮肤护理"①，作者通过该标题向读者传递的信息标志：① 研究性质。属于对一例病人的事例研究。② 研究对象。不是范围宽泛的晚期结肠癌患者，而是局限于并发了高位肠瘘的患者。③ 研究目的。单一解决肠瘘局部的皮肤护理问题，而不是肠瘘的全身皮肤护理，突出了该研究的特点。

---

① 赵冬梅，李善玲，闵琴. 1 例晚期结肠癌并发高位肠瘘患者的皮肤护理 ［J］. 中华护理杂志，2003，38（2）：145－146.

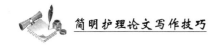

2. 标题的组成要素

为了使文章论述的主题（即探讨的主要问题）能在标题中被读者清晰地识别和领会，我们在斟酌论文题目时，需把握三个要点：

（1）明确告知本研究结论仅基于一例病人。

（2）简明提示研究对象的"特别之处"。

（3）把研究目的限定在解决该"特别问题"上。

有些时候，作者在写作过程中会多次修改论文的标题，以达到突出主题的目的。

二、开头

个案护理的开头有 4 种方式。作者可以根据自己所述病例的特点及论述的主题，选取最适合自己的开头方式。目的都是为了强调该病例的特殊性，激起读者的兴趣和关注，引导读者阅读全文。

1. 开门见山式

此种开头方式没有导语（亦称前言），直接写病例介绍。

2. 以病例为导语式

这种开头方式是在文章的开头，用一两句话交代：在什么时间、地点，护理了什么病人，基于什么原因，实施了什么不同寻常的护理。

3. 以护理问题为导语式

即在文章的开头，用简洁的语言直接叙述病人不同寻常的护理问题。

4. 综合式

是指以第 2 和第 3 相结合的方式，作为文章的开头。如赵冬梅等的文章就是这样开头的：

晚期消化道肿瘤术后易并发高位肠瘘，高位高流量的肠瘘不仅造成患者全身病理、生理变化，而且从瘘口流出的大量肠液、胆汁、胰液有强烈的刺激性及腐蚀作用，浸蚀皮肤组织会出现红肿、糜烂，瘘口周围皮肤更甚，类似化学烧伤，给患者造成极大的痛苦。我科于 2000 年 12 月收治 1 例老年晚期结肠癌患者，行结肠造口术后并发高位肠瘘，我们采取了特殊的皮肤护理措施，收到满意效果，减轻了患者生存期的痛苦，现将护理过程报告如下。

三、病例介绍

1. 写作人称

鉴于在该标题下所述的内容均为作者亲身经历和所为，故需以第一人称——我、我们或笔者（代表一名或护理团队的多名作者）来写作。

2. 写作要点

从专业的角度讲，病例介绍的内容在整篇文章中所占篇幅不多，作者主要应叙述清楚下述几点，以期让读者有身临其境的感觉。

（1）研究背景。也就是说明为什么选此病例作案例分析。若有必要，你也可以将其放在开头部分用一两句话概括。

（2）病人情况。包括：① 简述病人的性别、年龄、诊断；什么时间、什么地点、什么原因接受你的护理。如果此部分内容已在开头说明，便无须再重复。② 详细描述护理中发现了什么问题。要牢记：此处介绍的所有症状、体征及各项检查结果，都应与下面叙述的护理问题直接相关，并与主题相呼应。避免从医生病历中生搬硬套地抄写与论文主题无关的内容。

（3）介绍的情况应简要、真实、客观，同时要注意保护病人的隐私。

四、护理

护理，在整篇论文中所占的篇幅最多，担负着承上启下的重要作用。虽然"护理"可以直接作为小标题使用，但是如果你觉得把"护理"拆分成"护理问题"和"护理措施"来写，条理会更清晰，重点会更突出，也可以分别把"护理问题"和"护理措施"作为小标题。

撰写此部分的关键在于"摆事实"，也就是让读者知道你遇到了什么情况、怎么护理的、结果如何。常见的有以下两种情况。

1. 对意外事件护理的写法

当你阐述的是一个意外事件的护理时，要记住：写文章的目的不在于详细叙述事件本身，而在于阐明由事件引发的思考。在叙述事情发生和处理的过程时，必须紧紧围绕主题，与主题无关的事情不要涉及。撰写时，以事情发生先后的时间为顺序进行叙述，便于读者了解事情的来龙去脉。

2. 对特殊护理问题的写法

当你阐述的是对某一特殊护理问题的非常规护理时，应该重点强调：这是一个什么棘手的护理问题，采用了什么不同寻常的护理措施，效果如何。你可以单刀直入地阐述护理问题及应对措施。重点说明棘手的护理问题"棘手"在哪里，突破常规的护理措施"突破"在哪里，要准确地使用专业术语。

单刀直入的技巧是将一个护理问题拆分为几个小问题，从不同的方面讲述清楚。为了加深对这种写法的理解，我们仍以《1例晚期结肠癌并发高位肠瘘患者的皮肤护理》为例，予以说明。

首先，赵冬梅等阐述的主题是瘘口周围的皮肤护理。她们分别以"护理问题"和"护理措施"为小标题进行阐述。在护理问题部分，她们拆分为3个具体问题，一一阐述：① 瘘口周围皮肤红肿破溃；② 瘘道内消化液不能有效引流；③ 瘘口流出的消化液不能被充分吸收。之后，作者把护理措施部分拆分成3项针对性护理措施：① 暴露瘘口加紫草油局部涂搽；② 用硅胶婴儿奶嘴代替引流管；③ 用溃疡贴固定奶嘴并吸收消化液。

五、讨论

讨论是论文的收官环节。尽管此环节在全文中所占的篇幅不多，但是对论文的主题起着画龙点睛的作用。如果我们称前面的几个部分是"摆事实"，那么这个部分就是"讲道理"。无论结果是正面的还是负面的，都需对获得的经验或教训进行透彻的探讨和分析，要把重点放在对经验或教训的论述上。

论述的话题需紧扣论文的主题，一件事情的意义往往是多方面的，不管从哪一点上挖掘，都需同主题表达的角度相一致。例如，当我们讨论突破常规的护理时，要重点阐述采取这些措施的理论根据，以此证明自己的做法是科学的、有效的，不是凭空想象或拿患者做试验。赵冬梅等在文章讨论部分就从理论上讲述了紫草油、婴儿奶嘴和康惠尔溃疡贴的性质和作用，从理论上为自己的护理措施提供了坚实的依据。在讨论时，要把握好下述几点：

（1）在讨论环节，采取的护理措施均建立在护理问题的基础上，只有把它们环环相扣才能形成一个整体。因此，在撰写讨论时，要注意前后呼应，切忌跑题。

（2）始终站在第一人称的角度，阐述自己遇到了什么、是怎么做的以及这么做的理由和依据，因为你是这个案例的见证人。千万不要站在旁观者的角度（以第三人称），偏离主题地述说应该怎么做，而自己根本没做或自己的做法恰恰与此毫不相关。

（3）在讨论中使用的理论根据要能直接、有力地支持你的观点或做法，并将其详细的出处列于文后的参考文献中。

（4）假如在讨论中使用文字远不如使用患者的影像图片或照片（如护理前后对比照、改革后的实物照等）能更简明地表达主题，那么可以选用后者。只是需要征得患者的知情和同意。

总而言之，个案护理的文章结构比较简单，写作内容也比较单一，因此容易学习掌握。你不妨从个案护理开始学习写论文。

六、参考文献

关于选用参考文献的原则及标注方法，请参见第十章。

第五章

观察研究性论文的写作

第一节 | 基本概念与选题

一、基本概念

从开始护理专业学习的那一天起，老师就告诉我们：护理学是一门应用学科。护理人员在工作中要牢记两点：一是护理的对象是人，医学知识与哲学、心理学、伦理学、管理学、教育学等社会学科知识共同为护理实践打下了临床应用的基础；二是实验研究不是提供护理学科知识的唯一领地，自有护理以来，观察研究始终在学科发展中占有一席之地。

长期以来，无论是在护理人员的投稿数量方面，还是在期刊的发表数量方面，观察研究性论文都是最多的。写好该类论文比较容易收获写作成果。

1. 相关的基础知识

（1）什么是观察研究

观察研究是一个抽象概念，举个简单的例子会变得很容易理解。比如，我们凭着多年临床经验认为肠造口渗漏比较常见，这是一种判断。从专业的角度，如果有渗漏可以适当更换造口袋，假设你就到此为止了，那么你仅仅完成了常规护理工作，与观察研究无关。相反，你没到此为止，而是开始仔细观察和琢磨为什么会渗漏，原因出在哪儿，有没有防止渗漏的方法。结果功夫不负有心人，你找到了一种简便有效的预防方法。这就叫观察研究，由此写成的论文就是观察研究性论文。观察研究实际上是一个高度主观的过程。到底看到了什么，取决于你头脑中有什么样的理论。在科学哲学史上，这个理论被称为"理论渗透观察"。

我们也可以把观察研究这个专业术语变成通俗的说法——工作的经验和体会。所谓经验，指的是对某种现象反复出现的规律或特征的概括和总结。例如，不做三查七对就很容易出现护理差错或事故。所谓体会，指的是在实践中对某种事物或方法的理解以及对其意义的认识。由于在撰写论文进行思考和表述时，这两者是彼此交叉且相互促进的，所以可以将其视为一个整体。

　　（2）观察研究的特点

　　首先，套用一句流行语"重要的事情说三遍"，下面的话很重要：观察研究的对象既不需要随机选择，也可以不给予任何干预措施（亦称处理因素）。研究者在完全自然的状态下通过感官（眼、耳、鼻、舌、身）按既定意图进行周密、系统的观察，获得被观察对象的信息，以客观、真实的记录为依据，对观察结果进行描述、分析，评价研究结果。无须使用假设对自变量和因变量的因果关系进行验证。

　　（3）观察研究的局限性

　　由于观察研究的应用领域十分广泛，特别是对研究对象及方法没有严格的限制条件，因此有些局限性是难免的，主要体现在下述几点：

　　① 对研究对象的观察和结论的阐释是以研究者先前的知识为基础的，研究者在观察同一事物时，不一定会有相同的判断，每个研究者都比较容易把自己的观点（主观臆断、偏见、期待）带进结论中。这样的判断方式，使得观察研究的可靠性变得不易确定。

　　② 通常研究对象来自不同的总体（即没有严格的纳入和排除标准），伴随而来的缺点是代表性欠佳。

　　③ 当以既往的病例资料作为对照组与近期病例资料进行对比观察时，由于既往资料完整性不高，而且前后观察的时间不同步，导致可比性难以保证，研究结果的说服力较弱。

2. 写作的应用范围

　　观察性研究论文的内容几乎涵盖了整个护理领域。根据其内容可以将它们归纳为以下四个方面，从中大家能感悟到选题和写作的技巧。

　　（1）对护理实践的体验和领悟

　　作为初学者，你会不会因不知道写什么而焦虑不安？其实这很正常，这个心理过程是难免的。我有一个诀窍可以帮你摆脱这种困境，就是把别人没往心里去的"问题"，作为你的一个研究课题。这一类的护理论文数量众多，包括对各种病人的护理、用药观察、手术配合、护患沟通、危重症抢救及监护、心理护理、病人教育、教学方法改革，等等。下面，我们仅以两篇论文的题目为例，开阔大家撰写这类论文的思路：

> **例1** 12 例开颅术后应用丙戊酸钠引起丙戊酸钠脑病患者的护理①
>
> **例2** 外周中心静脉导管体内破损或断裂的原因分析与护理对策②

（2）对护理理论的理解及应用

不少致力于将护理新理论应用于实践的护士，在这一探索过程中会感触颇深。尤其是近些年引进的"情绪劳动""循证护理""知情同意""病例管理""护理文化"等理论，在护理领域得到了广泛应用。有不少作者把自己在应用中的收获写了出来，这不仅利于作者自己深入理解该理论，还能激发读者进一步研究和应用的兴趣。以下面两篇文章的题目为例，从中可见该类论文的特点。

> **例1** 构建我国多层次护理信息学教育体系的思考③
>
> **例2** 以问题为基础的教学对教师素质要求的探讨④

（3）对专业技能的掌握及提高

随着诊疗设备和治疗方法的不断更新，需要护理人员掌握的操作技术越来越多、越来越复杂。如何提高自己或护理团队的专业技能，适应临床发展的需要已成为很多人进行研究的重要课题。不少作者乐于把自己认为实用、能有效地提高某种技术的方法写出来，以达到与读者相互交流，给别人以借鉴的目的。

此类论文非常多见。下面，我们仍以比较有代表性的两篇文章的题目为例，看看大家能否从中受到启发，转变"没什么可写"的观念。

> **例1** 伤口专科护士培训方法研究⑤
>
> **例2** 护理案例在年轻护士培养中的应用研究⑥

---

① 王红霞，杨晓菊，李冬眉，等. 12 例开颅术后应用丙戊酸钠引起丙戊酸钠脑病患者的护理 [J]. 中华护理杂志，2014，49（3）：290.

② 张天华，茹晚霞，潘爱君，等. 外周中心静脉导管体内破损或断裂的原因分析与护理对策 [J]. 中华护理教育，2014，11（3）：220.

③ 刘辉，张燕舞，欧阳昭连，等. 构建我国多层次护理信息学教育体系的思考 [J]. 中华护理教育，2014，11（6）：475.

④ 王燕妮. 以问题为基础的教学对教师素质要求的探讨 [J]. 中华护理教育,2014,11(8):636.

⑤ 李建萍，张玲娟，徐洪莲，等. 伤口专科护士培训方法研究 [J]. 中华护理教育，2014，11（8）：609.

⑥ 王燕灵，张艳，吴静. 护理案例在年轻护士培养中的应用研究 [J]. 中华护理教育，2014，11（1）：54.

（4）对工作方法的完善与改进

由于每个人所处的工作岗位和关注的重点不同，可供研究的问题千差万别，可撰写的内容也丰富多彩。下面两篇文章的题目也许会对你这方面的选题产生积极影响，克服只会做不会说和写的短处，使自己从有限、狭小的思维模式中跳出来。

> **例1**　手术器械集中处理中的问题及对策①
>
> **例2**　巴林特小组在临床护士心理危机中的应用②

3. 写作特点

（1）题材广泛

观察研究论文最大的特点是对作者的工作年限、工作环境和研究对象等方面没有特别的限制。

首先，在工作年限方面，它既不像综述那样要求作者具备比较深厚的专业知识储备，也不像实验研究那样要求作者拥有相应的研究设计、数据收集及统计等专门的知识。无论作者的资历深浅，即使刚刚参加工作的护士甚至临床实习的护生，只要在实践中有独特的领悟，都可以写。

其次，在工作环境方面，如果作者每天都与危重病人打交道，使用先进的医疗设备或仪器，当然可写的东西很多。如果作者接触的是医院普通的慢性病人或疗养院、社区里的亚健康者，也不是没有什么可写，你仍然可以根据自己的工作特点，写出见解独到的东西。

最后，在研究对象方面，作者不但可以选择病人，而且还可以选择病人家属；不但可以选择护士，还可以选择护生；不但可以选择某种理论的应用，还可以选择某种药物、医疗器械或设备等。

（2）具有总结的性质

相对于实验研究的前瞻性研究而言，观察研究基本属于回顾性研究。通常，作者在打算写论文之前仅有念头而没有严谨的研究设计，经过一段时间（几个月、一年甚至几年）的实践之后，再回过头来对自己的工作方法、理论或技术应用情况进行分析和思考，得出有指导性的结论。

① 李彩艳，谢淑霞. 手术器械集中处理中的问题及对策［J］. 中华护理教育，2014，11（7）：542.

② 柴翠萍，林爱琴，闫红丽，等. 巴林特小组在临床护士心理危机中的应用［J］. 中华护理杂志，2014，49（9）：1084.

（3）文章结构灵活

由于该体裁没有统一固定的结构要求，作者可以根据表达主题的需要自行设计并确立小标题。这有利于作者在施展和发挥结构文章的创造能力方面摆脱死板的模式约束，突显文章的新颖性和可读性。

二、观察研究性论文的选题

初学写作者选题时，往往会"狗咬刺猬无处下手"。有没有一个清晰明确的选题，通常是区别老手和菜鸟的标志。下面介绍的几种方法可以帮助你找到一个好选题。

1. 选题方法

选题，就是对要研究和解决什么问题做出选择。尽管可供观察性研究的题材广泛，但仍然需要作者反复地思考和推敲。从宏观上讲，无论你是从以病人为中心方面选题，还是从化解护患冲突或心理护理方面选题，抑或从护理教育、护理管理方面选题，只要掉进其中的任何一个坑，跳不出来，原地打转，就很难找到让你眼前一亮的题目。如果换个角度，你读了《跳着踢踏舞去上班》①《人性能达到的境界》②《我的情绪为何总被他人左右》③《情商——为什么情商比智商更重要》④《高难度谈话》⑤ 等书，将书中的精华内容从哲学、价值观、心理学等方面融会贯通，之后你再回过头来去工作实践中选题，一种"会当凌绝顶，一览众山小"的感觉会油然而生。

有了宏观上的大格局，再从微观上掌握下面几项选题技巧，选出好论题便是顺理成章的事了。

（1）理清思路

即以前面提到的四个应用范围为脉络，先弄清楚自己在哪一方面有优势，在哪一点上看法或做法与别人不同，值得探讨和交流。例如，是在对护理实践的体验和领悟方面，还是在对护理理论、学科进展的理解和认识方面？是在对专业技能的掌握及提高方

---

① 卡萝尔·卢米斯. 跳着踢踏舞去上班 [M]. 张敏，译. 北京：湛庐文化、北京联合出版社，2017.

② 亚伯拉罕·马斯洛. 人性能达到的境界 [M]. 曹晓慧，张向军，译. 北京：世界图书北京出版公司，2014.

③ 阿尔伯特·埃利斯，阿瑟·兰格. 我的情绪为何总被他人左右 [M]. 张蕾芳，译. 北京：机械工业出版社，2018.

④ 丹尼尔·戈尔曼. 情商——为什么情商比智商更重要 [M]. 杨春晓，译. 北京：中信出版集团股份有限公司，2018.

⑤ 道格拉斯·斯通，布鲁斯·佩顿，希拉. 高难度谈话 [M]. 王甜甜，译. 北京：光明日报出版社，2014.

面，还是在对工作方法的完善与改进方面？

（2）找亮点

找亮点的意思是,沿着理清的脉络寻找能点亮自己兴趣并研究下去的那个结点。具体方法有两种:一种是在阅读中捕捉选题;另一种是在笔记中提炼选题。你不妨也试试。

① 在阅读中捕捉选题。在阅读中捕捉选题比冥思苦想的效果好。一边阅读专业期刊上与你"思路"相关的文章,一边思考,容易唤醒你的发散性思维,从中获得灵感和启示。下面我们举例说明。

假设你平时对护理理论应用方面的内容感兴趣,所以你决定以这方面为思考的脉络。你收集并阅读了与此相关的不少文章,当你读到刘辉等撰写的《构建我国多层次护理信息学教育体系的思考》① 时，文章中的几段内容让你心动不已。它们分别是:"1991 年,美国护理联盟将信息能力作为护理人才培养的基本能力目标之一"; "自1992 年美国护理学会认可护理信息学专业之后,荷兰（1994 年）、芬兰（1998 年）、巴西（1999 年）、以色列（2004 年）也相继承认护理信息学为一个专业"; "在美国,护理信息专业人才可以从事的岗位有护士系统专家、护理信息主管、临床系统分析员、临床项目负责人、临床信息主管、门诊临床信息服务主任、医疗保健信息专家等"; 在美国, "2011 年护理信息领域受访者的平均工资为98 702 美元"。

你以它们为依据,从中得出两个判断:一是,护理信息能力是护理人员应该具备的一种基本能力;二是,培养护士具备信息能力将成为一种新的发展趋势。以这两种判断为核心,你可以由"教育体系"联想到"临床护理",由"护生"联想到"在职护士"。这样你就可以从中找到两个结点而衍生出两篇论文:一篇是浅析护理信息能力对护士职业发展的重要性,另一篇是以问题为中心自我提高护理信息利用能力的方法。

② 在笔记中提炼选题。每天拿起笔来记日记或工作笔记会有一种仪式感,是一种帮助回忆、练习思考和提炼选题的好方法。一个认真写日记的人,工作的时候会更用心,观察会更敏锐,不会只顾忙于流水线似的岗位操作而不顾思考。如果你能坚持把日常工作中对事物的感觉、认识、体会、疑惑和发生的重要事件记下来,也许当时意识不到它们的作用,但是沉淀一段时间之后再去翻阅,往往会形成新的看法,成为论文的选题。

例如, Lacombe 以她刚刚成为一名飞行急诊护士时所遇事件为选题,以"有话好好说"（EMS relations：If you can't say something nice…） 为论文题目,总结了从事件中获得的经验。在文章的开头,她简要地叙述了事情的经过:那是她护送的第一位病人——一位因飞机事故而严重受伤的小女孩。护送过程只有四十分钟,她精心照护患儿。直升飞机着陆时,来接患儿的 ICU 人员似乎对她的护理报告不感兴趣,其中一个成员斥责

① 刘辉, 张燕舞, 欧阳昭连, 等. 构建我国多层次护理信息学教育体系的思考 ［J］. 中华护理教育, 2014, 11 （6）：495.

47

道:"你没有将小孩的头包裹上。"她没有与这位工作人员争辩,尽管她为抵御12月的寒风已用帽子遮盖患儿的头。这种斥责使 Lacombe 感到烦恼。在文中她总结了两条经验教训,提出了"将每一次护理经历都作为教育和学习的机会"的主题。在结尾,她总结性地概括尤其能加深读者的记忆与回味。Lacombe 写道:

> 这次经历一直伴随着我,虽然我后来不再做飞行护士。一个教训是,我一直记着要防止病人的头受到冷环境的伤害,并把这作为实例在课堂上教给学生们。另一个教训是,注意处理好与其他医护人员的关系,这成为我一直信守的工作原则。我学会不用尖刻的语言,在交接病人时把注意力集中在下一步需要做什么和尽可能有步骤地为病人提供继续护理上;当交班者忘记了一些重要的护理时,找出一个方法向其提供相关的信息,最好避开病人和家属,让这成为可教育的时刻。这样同事们就能从你的专业行为中得到益处,还可能惠及未来的病人。

在文章的结尾,Lacombe 总结道:将每一次的经历都作为一个教育或学习的机会。记住从改变自己的态度开始,创造一种合作与尊重的工作关系,否则怎能希望得到别人的积极合作呢?①

事实上,从日记或工作笔记中选题是一种不容忽视的有效方法。例如,崔璀等撰写的《反思日记法在护生护理软技能培养中的应用》② 和吕亚青等撰写的《工作笔记情景再现案例教学法在手术室新护士培训中的应用》③ 就是很好的证明。因此,从现在起养成记日记或工作笔记的习惯是一项积极、正确的情感投入。

2. 选题原则

此类论文选题最容易陷入题目偏大的误区,譬如呼吸衰竭病人的护理、肝昏迷病人的护理……这样的题目铺的摊子大,没有特点,缺乏深度,无法体现作者的独到之处。为了避免写出来的文章陷入内容平淡、没有新意的俗套,把握好下述三个选题原则至关重要。

(1)有探讨价值

指的是文章涉及的具体事情看起来是平常的小事,但作者用以观察问题的视角宽阔,能透过现象的一点,引申、开掘出含义深刻的主题。

例如,Gullo 是一名肿瘤科护士,她透过日常的临床护理工作挖掘出"护士发自内心地关怀病人与机械地护理病人之间有本质区别"这一主题,并以"肿瘤科护士所需

---

① Lacombe S M. EMS relations: If you can't say something nice … [J]. Journal of Emergency Nursing, 2004, 30(1): 59 – 60.

② 崔璀,郑显兰,蒋小平. 反思日记法在护生护理软技能培养中的应用 [J]. 护理研究. 2014, 28(10B): 3698 – 3699.

③ 吕亚青,杨岩岩,蔡翠翠. 工作笔记情景再现案例教学法在手术室新护士培训中的应用 [J]. 护理学杂志, 2014, 29(2): 62 – 65.

的护理艺术"为论文题目，阐述了自己充满哲理的独特观点。在文中她写道（略有改动，意思不变）：

面对濒临死亡的患者，一位对患者充满关怀的优秀护士堪称护理艺术大师（MAC）。虽然 MAC 与其他护士相比，在对患者的护理时间上相同，但患者的感受却大不相同。究其原因，一是护士可以被要求看护患者，却不能命令护士用关怀之情来照顾病人；二是护士对患者的护理是以每天对患者服务的小时为量化指标来评价护理工作的，但这一指标不能充分评定全部护理行为。关怀发自护士内心，它不能被命令。有形的护理活动，如治疗性护理操作，可以用量化指标来评定；无形的护理活动，如倾听和安慰等，不能由它来评定。目前，患者投诉的主要问题是护士对患者只有看护，缺乏关怀。关怀是一门人文科学，是护理的哲学和伦理学的核心。当护士以内在和外在的统一方式护理临终病人时，患者会在身体上、心理上、精神上和社会存在上得到最大程度的积极改观。①

（2）观点新颖

观点新颖有两层含义：第一层含义是指所研讨的话题之前很少被关注，作者的观点能给读者以新的认识和指导。例如，刘辉等撰写的《构建我国多层次护理信息学教育体系的思考》就属于第一层含义所指的观点新颖。

第二层含义是指所研讨的话题虽然普遍受到关注，甚至在某一段时间成为热门话题，但作者能从不同的角度和高度阐述问题，其观点启人心智，令人耳目一新。仅以主题为"品管圈"的文章为例，就有很多作者在总结实践经验的基础上，从不同的角度阐明自己的观点和做法，诸如品管圈模式分别在护理安全领域、ICU、急诊室、手术室、门诊及各科住院病人护理中的应用等。

（3）方法实用

是指作者能通过讲述生动具体的事实，为解决当前实际工作中存在的问题提供直接经验，供人借鉴，因而具有较强的针对性和实用性。例如，赵孟会撰写的《手术室安全自查表的设计与应用》②、马胜华撰写的《51 例门诊患者晕厥原因分析及防范对策》③。

①　刘红卫，陆贯一. 肿瘤科护士所需的护理艺术［J］. 国外医学·护理学分册，1998，17（3）：121.

②　赵孟会. 手术室安全自查表的设计与应用［J］. 中国实用护理杂志，2014，30（3）：68.

③　马胜华. 51 例门诊患者晕厥原因分析及防范对策［J］. 护理学报，2013，20（1B）：52.

第二节 写作方法

究竟怎样才能把一些零散的、复杂的碎片式感性经验写成一篇条理清晰、富有理性的论文呢？有人喜欢直接写草稿，想一段，写一段。也有人愿意先写一个简单的提纲来规划论文的结构。比较实用的方法则是写详细的大纲。大纲很有用，但写起来却很麻烦。如果你有耐心列出详细的写作大纲，那么实际上已经离完成初稿不远了。

在拟订大纲之前，先用心对你收集的信息进行归类，以利于找到一个最能反映论文主题的观点或结论，也就是我们习惯上说的中心论点。之后，开始制订图表式大纲。具体方法：将支持中心论点的每个次要观点及其理由和证据，或者进一步细分出的最次要观点、理由和证据，按逻辑关系有步骤地排列并写在一张宽大的纸上。这样可以为修改或增加内容留有空间，最重要的是它可以帮助你提纲挈领地检验自己的论点是否环环相接，理由是否充分，证据是否有力。详见图 5-1。

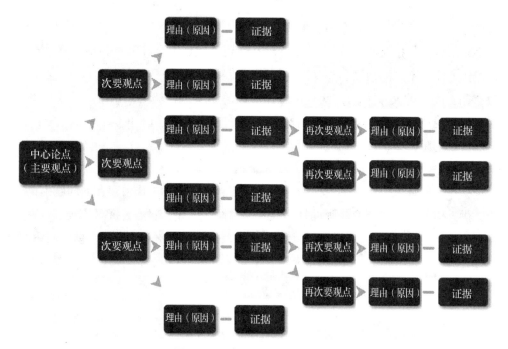

图 5-1　图表式论文大纲示意图

关于写作大纲，韦恩·布斯认为，你可以将支持某个观点的所有理由或证据写在个别的卡片上。然后，像图 5-1 所示的那样，在桌子上或墙上排列这些卡片，让它们的逻辑关系一目了然。你可以尝试不同的排序和分组,直到寻获最能反映你目前想法的安排方式。①

一、文章题目的拟订

从专业的角度讲,学术论文的标题(文题)要能准确地概括全文,观点鲜明,文字精练和富有概括力。通常写好一篇文章从拟好一个标题开始,好的标题需要反复"打磨",有的人甚至提炼出好几个标题,从中选择最贴切的那一个。对初学者来说,由于尚未掌握有效思考的技巧,达不到对文章主题烂熟于胸,怎样才能拟订出合乎规范的文题呢?最直接且有效的方法是用关键词来结构文题。主要分为以下三个步骤。

1. 将论文的主题简化为几个关键词

一篇文章的题目能否吸引读者去阅读全文,不但取决于你对文章主题挖掘的深度、赋予的研究价值,而且还取决于你如何引人入胜地将它们精致地镶嵌在文题中。为此,要试着把一段话才能说清楚的论文主题简化为几个关键词。具体做法是:

第一步,提炼出与观察研究对象相对应的关键词;

第二步,提炼出与观察研究目的相对应的关键词;

第三步,提炼出与观察研究性质相对应的关键词。

下面以马改红等②所撰写的论文为例,予以说明。该论文的主题用一段话来表达是:

在关注叙事教育的基础上,尝试将叙事教育方法应用于护理人际沟通的课堂教学中,通过故事描述、文艺影视作品及现场叙事角色扮演,将叙事教育与护理人文教育有机结合,丰富了护理沟通的授课方式,简化了授课内容,不但提高了学生对人际沟通理论的实际应用能力,而且促进了教师自身的发展和提高。

在该段有关主题的论述中,从"研究对象"入手,提炼出相应的关键词是:叙事教育。至于故事描述和角色扮演,均属于叙事教育的手段,故不予采用。

从"研究目的"入手,提炼出相应的关键词是:护理课堂教学、人际沟通。

从"研究性质"入手,提炼出相应的关键词是:方法应用。

2. 将关键词整合成文题

进一步审视提炼出的关键词,只保留在表达主题方面缺一不可的关键词,其余的全

---

① 韦恩·布斯,格雷戈里·卡洛姆,约瑟夫·威廉姆斯.研究是一门艺术[M].陈美霞,徐毕卿,许甘霖,译.北京:新华出版社,2009:177－183.

② 马改红,陈燕. 叙事教育在护理人际沟通教学中的应用探索 [J]. 中华护理教育,2014,11(6):423.

部剔除。按照关键词与关键词之间隐秘的内在联系，将它们拆解并重组成文字通顺、概念完整的论文题目。整合后的文题为"叙事教育在护理人际沟通教学中的应用探索"。

3. 添加常用的附加词完善文题

整合文题时，为了能更充分准确地传递论文主题的信息，体现该文为观察性研究这一特点，作者可以根据需要附加一两个词汇，常用的有：（××例）……的护理体会；……的观察及护理；……的原因分析及护理对策；……的护理配合；……的探讨；……的应用；……的思考和建议；……的做法和体会；……的设计与应用；等等。

例如，朱丽萍等撰写的文章，标题为"20例伴大面积皮肤软组织缺损的断臂再植术后创面行负压封闭引流的护理"[①]。

依据前面所述文题整合的方法和顺序分析该标题，可以看到：① 与"研究对象"相对应的关键词是：皮肤软组织缺损、断臂再植；② 与研究目的相对应的关键词是：术后护理、创面负压封闭引流；③ 与研究性质相对应的关键词是：护理方法。为了使整合后的文题概念完整、准确，作者在标题前附加了"20例伴大面积"这样的词汇。

需要注意的是，在整合文题时要慎重使用"研究"二字。如果整合后的文题已能完整地表达主题，就没有必要再附加"研究"二字，因为加与不加，编辑和读者都能从标题中得知此文是经验体会类文章。况且，标题越简明越好。

二、文章结构的设计

首先，你要问问自己要论述的观点明确吗？如果事先对自己想说什么、分几部分来说、先说什么、后说什么没有一个总体的规划就动笔，则写出来的文章往往会"不成形"。若有了前面的写作大纲做基础，对文章结构再做创新性的组织和安排就容易多了，写起来也会通顺连贯。

1. 临床护理经验类文章的结构

凡主题涉及病例护理的文章，有约定俗成的结构原则。其逻辑关系是：首先回顾性地交代相关病例的情况；之后叙述具体做法；最后阐明护理的结果和结论。具体由下述四部分构成：临床资料（或对象与方法）；护理（或护理方法）；结果；讨论（或小结）。

由于作者与作者之间所护理病例的差别，每个人的经验都有其独特性，所以可以不完全拘泥于该框架的限制，根据需要在每一部分（尤其是护理部分）之下再设立若干

---

① 朱丽萍，胡银华，钱丹. 20例伴大面积皮肤软组织缺损的断臂再植术后创面行负压封闭引流的护理 [J]. 中华护理杂志，2014，49（2）：154.

个小标题。

现在，以《20例伴大面积皮肤软组织缺损的断臂再植术后创面行负压封闭引流的护理》一文为例，其结构是：

1　临床资料

2　治疗方法和结果

3　护理

3.1　保持有效负压引流：（1）再植肢体的护理；（2）负压调节；（3）引流的观察和管理

3.2　创面冲洗治疗及护理：（1）创面冲洗方式的选择；（2）冲洗液的选择；（3）记录冲洗液使用时间及使用量

3.3　再植肢体末梢循环和疼痛的观察

4　小结

不难看出，作者是多么灵活且严谨地构架其论文结构的。作者将整篇文章分为四个大的层次；在第三个大层次"护理"中，又分为三个小的层次；在小层次下又分为几个细小层次论述。

2. 理论探讨与应用类文章的结构

此类文章没有固定的结构模式。这既利于作者发挥缜密灵活的思维，合理巧妙地设计结构，又要求作者在动笔之前对文章的重点内容有比较清楚的把握。这样才能有条理地划分层次，使写出来的文章重点突出、主从关系顺畅，体现阐释的新颖与深刻。

（1）划分层次

所谓层次，也可以称为架构。前文中图5-1形象地诠释了这个抽象的概念，将它铭记于心有助于你在划分层次时游刃有余。另外，还要牢记一个能使层次清晰、丝丝入扣的技巧，那就是将复杂的模糊一团的想法，一层一层地拆解为明确的、单一的观点。

例如，《构建我国多层次护理信息学教育体系的思考》一文共分为三个大的层次，在第一和第二两个大层次下，又分为几个小层次。它们分别是：

1　国外护理信息学教育发展经验

1.1　实践主导下的多学科协作

1.2　多层次的学历教育和职业资格认证

1.3　成熟的就业和职业发展

2　构建我国的护理信息学教育体系

2.1　护理信息学教育的层次划分及重点

2.2　统筹护理信息学专业课程的建设

2.3 探讨建立我国护理信息职业资格认证制度

2.4 保障护理信息专业人才的就业和职业发展

3 小结

（2）提炼吸引人的层次小标题

理解了层次是论文结构的基本单位之后，还有一个重要的问题，就是给每个层次确立小标题。虽然作者在每一级层次前标注了阿拉伯数字以划分它们的"辈分"，同时也表示上下文之间的多种关系，如承接、转折、深入或因果，但不足以让读者一目了然地抓住重点。相反，各个层次的小标题能锦上添花，令读者一眼便可发现对自己有用的信息，以及如何由一个问题的论述转换到另一个问题的论述。

上边的例子如果只有阿拉伯数字的序号而没有小标题，那会是什么样的结果？当然提炼小标题是件很费心的事，尤其对初学写作者而言更是如此。然而，如果连你自己都不愿意下功夫提炼出小标题吸引读者去阅读，难道还能指望读者饶有兴趣地把你的文章看完吗？

完美的层次小标题具有两个特点：一是能准确地从每个层次的内容中提炼出论述的重点，如一个观点或一种方法，组合成你想要传达的特殊信息。二是简短醒目，既能达到层次与层次之间对上承接、对下开启的效果，又要使每个层次的标题都服务于主题，这样才能支撑起整篇文章的大结构。

下面以袁惠萍等的《医患沟通护士专职岗位的设立及实践》[①]一文为例，看看作者是怎样提炼各层次小标题的。

1. 一般资料

2. 医患沟通护士专职岗位的设立

3. 医患沟通护士专职岗位的实践

3.1 确立任职资格并竞聘、选拔医患沟通护士

3.2 医患沟通护士的工作内容和职责

3.2.1 制定重点关注对象的筛选和确定标准，做好沟通解释工作

3.2.2 辅助做好医疗工作，协调医患关系

3.2.3 指导和督察病房护士做好护理工作，协调护患关系

3.2.4 组织健康讲座

3.3 医患沟通护士工作内容的记录

3.4 医患沟通护士工作的考核标准

4. 效果

---

① 袁惠萍，潘海燕. 医患沟通护士专职岗位的设立及实践［J］. 护理学报，2015，22（4）：58－61.

4.1 医患沟通护士完成的工作情况

4.2 医生和护士对医患沟通护士的评价

4.3 患者对医患沟通护士工作满意度和知晓情况

5. 讨论

5.1 医患沟通护士专职岗位的设立提高了医护患的满意度

5.2 医患沟通护士专职岗位的设立改善了医患和护患关系

5.3 医患沟通护士专职岗位的设立优化了人力资源配置

5.4 实践医患沟通护士岗位遇到的困难及展望

3. 推敲文章结构

毋庸置疑，阅读范文不失为一种学习文章结构设计的好方法。范文中蕴含着某些写作原理和规律，初学者可以通过阅读范文明白文章是怎样被组织起来的，有助于构思自己的论文框架。

好的文章都是多次修改出来的，修改的过程会使你的思路越来越清晰，逻辑也越来越严谨。例如，你可以这样问自己：

这几部分能否支撑起整篇文章的内容，还缺不缺少什么？其下有没有必要再细分出几个小的层次？

先说哪一部分？后说哪一部分？现在的层次顺序是否合理？

每一层次的小标题在脉络上是否相互贯通？题目是否贴切醒目？

这些小标题是否都是为突出主题服务的？

4. 分类和整理资料

按照推敲后的文章结构将你自己想融入文章的所有资料进行分类和整理，把它们分别放入所属的小标题下。顺着思路可以随手在相关的小标题下写上想到的观点、有提示作用的词语或短句、尚需补充的数据及参考文献等。此刻你想到的越多，写文章时就会越顺畅。另外，需要避免所加入资料的内容与小标题互不相干的情况。

你可以将分类和整理后的这些资料作为写作提纲，稍微搁置几天。神奇的是，即使这几天你不思考，但当你再拿起写作提纲复习当初的想法时，也会有新的更改、调整或补充的内容。

三、开头的写法

许多作者会为写好文章开头（亦称导语或前言）而殚精竭虑，大家之所以耗费如此多的精力，是为了能在文章的开头用简短的几句话就把要说的主要内容强调出来，抓住编辑和读者的眼球。下面的技巧能帮助你达到事半功倍的目的。

1. 以关键词为切入点

尽管开头的形式有千万种，我认为以与研究对象相对应的关键词为切入点是写好开头的诀窍。文章的切入点宛如静脉穿刺的进针点，进针点选得好就容易"一针见血"。同理，切入点选得好便可直奔主题。

你可以在文章的开头围绕着作为切入点的关键词述说这些内容：

① 对该关键词（即研究对象）的必要解释；

② 把它作为研究对象（即研究的重要性）的原因；

③ 收到的效果，即研究结果。

切记，鉴于这类论文是来自作者的实践经验或应用体会，所以全文都应使用第一人称——我、我们或笔者来论述。

为了便于大家理解和掌握这种开头的诀窍，下面用两个实例予以说明。

例 1 刘彩艳等撰写的《6 例肾移植术后移植肾破裂出血的护理》① 一文的前言是这样写的（注：文中括号里的内容为我的注释）：

移植肾破裂（是研究对象的关键词，以它为切入点）是肾移植术后早期严重的并发症之一，发生率为 0.3% ~ 8.5%，移植肾失败率高达 74% 以上。发病急骤，最终导致移植肾的功能丧失，甚至会危及患者的生命。因此，熟悉和掌握肾移植术后移植肾破裂出血的主要原因、诱发因素与临床表现，加强观察与护理，是预防与治疗移植肾破裂的关键。（此三句话阐明了对研究对象进行研究的重要性）我院自 2005 年 1 月至 2012 年 7 月共行肾移植手术 986 例，其中发生移植肾破裂 6 例，发生率 0.6%，经精心护理后，均康复出院。（此句为收到的效果）现将护理体会报告如下。

例 2 李彩艳等撰写的《手术器械集中处理中的问题及对策》② 一文的前言是（注：文中括号里的内容为我的注释）：

我院于 2009 年 7 月实行手术器械集中管理（是研究对象的关键词，以它为切入点）模式，手术器械集中由消毒供应中心回收、清点、清洗、消毒、包装、灭菌、传送。器械集中管理体现了专业化管理，有利于感染控制，使护士从非护理工作中解脱出来。（此句话阐明了对研究对象进行研究的背景及其重要性）但是在手术器械集中处理实施

① 刘彩艳，豆秋江，陈锷，等. 6 例肾移植术后移植肾破裂出血的护理 [J]. 中华护理杂志，2014，49（3）：282.

② 李彩艳，谢淑霞. 手术器械集中处理中的问题及对策 [J]. 中华护理教育，2014，11（7）：542.

中，由于涉及消毒供应中心与手术部两科室在各环节的配合与沟通，在运行过程中还存在部分问题，经过总结分析，我们对各个环节管理制度进行完善，不断改进操作流程，加强手术部与消毒供应中心的交流沟通，取得比较满意的效果（此句为研究结果）。

2. 文字简洁

在找好切入点带领读者奔向主题之前，还要考虑开头在整篇文章中所占的比例，就像一个人的头部与全身的比例要合适一样，文章的开头不能太长。好的开头应该文字简短，虽然只用两三句话，却能让读者知道下文的内容。要做到这一点，需注意下述情况：

（1）开头不要使用会引出脱离主题的内容。

（2）不要为了显示研究的重要性而引用多条无关紧要的参考文献。

（3）不要偏离护理去述说治疗方法及疗效。

四、主体的写法

主体是指文章论证的部分。用尼尔·布朗等的话来说，在我们使用的术语中，论证和推理的意思是一样的，都是指使用一个或多个想法来支撑另一个想法。① 论证有三个构成要素——结论（观点）、事实、证据。它们是构建论文可信度的基础。有时候一个论证只包含单个结论、事实和证据，但常见的情况是需要多个事实和证据支撑某个结论。

现在问题来了，究竟什么是事实？什么是结论（观点）呢？比如今天气温30℃，这是不以人的意志为转移的事实。至于你觉得是冷还是热，这是每个人都可以有的个人观点。用刘润的话说：事实就是在客观世界中可以被证实或证伪的东西。观点则是在一套认知体系中，不违反事实，逻辑自洽，无法被证明对错的东西。下面两幅图（图5-2、图5-3）会让你对这两个抽象的概念印象深刻。②

① 尼尔·布朗，斯图尔特·基利. 学会提问［M］. 吴礼敬，译. 北京：机械工作出版社，2018：044.

② 《得到》App，刘润《5分钟商学院》（职业素养：04事实和观点）.

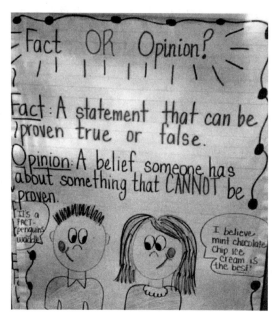

图 5-2　美国人从小开始接受如何区分"事实"和"观点"的教育

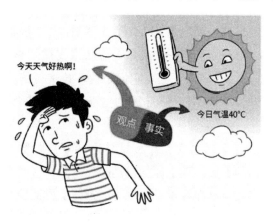

图 5-3　事实有真假，观点无对错

与人们对单纯的物理因素——温度的反应相比，调研对象对某个影响因素的反应要复杂得多。所以，在护理论文中，作者对同样的问题从不同的角度提出不同的观点进行探讨，也就是所谓的多元性思维，是写出一篇好文章的技巧。

1. 遵守层次排序原则

层次排序原则，也可称为结构原则。这些原则主要包括时间顺序和因果顺序。你可能会发现，有时即使之前已经列好了提纲，但写着写着感觉某个标题的顺序应该调整，否则读起来很别扭，前后搭不上。这种情况很常见，修改方法有两种：

一是在大层次上，属于原因层次的排在前。原因，是指你要探讨、解决或回答的问题。紧接着是探讨或解决问题的做法。排在最后的是结论或效果。

二是在大层次下的小层次上，需依据从原因到结果的过程先后排序。诀窍是，你可以智慧地使用因为和所以的逻辑思路来帮助排序。比如，因为1、2、3的原因，有了1、2、3的观点或做法，所以得出1、2、3的结论、建议或效果。这样就不会轻易在层次排序上出错而要反复修改论文的结构。

2. 围绕一个问题说深、说透

在每一个小层次里，应重点围绕该层次的小标题，将要讨论的问题、观点或做法说深说透。因为你的目的不只是告诉读者你做了什么，还要告诉读者你这么做的理由，说服读者认同并接受你的论述。所以，除了如实阐述自己的做法或观点之外，还要阐明对它们有支持、解释和佐证作用的理论依据，力求具有说服力。切忌不要一个意思还没说完就扯到别的地方去，更不要泛泛地记流水账似的述说。要不断问自己：这层意思说清楚没有？文字能否再精练些？对问题做出准确的表述。

3. 层层递进的论述方式

一篇好的文章，不仅能巧妙地划分层次，能精彩地述说每个层次的内容也非常重要。

首先，根据每一个小层次要表达意思的多寡，分成若干个自然段来论述。每个自然段表达相对完整的内容，避免相同的内容在不同的段落中重复出现。千万不要把一个层次的内容从头到尾混成一片，把几个意思挤在一个段内，使读者读起来感觉很累。

其次，每一个层次都是由一个个句子构成句群，再由句群构成段落，进而达到重点突出，内容不松散、不杂乱的目的。所以，要注意词语的选择、句子的长度、先说什么和怎么去说，更有效地表达其中的承接、过渡、转折、强调等多种关系。

4. 图文并茂

如果使用清晰的图片或呈现量化数据的表格比使用文字能更简洁、确凿地支持论点，可以适当地选用图和表。

五、结尾的写法

结尾要像开头一样下功夫，才能给读者留下深刻的印象。所以，既不要草草收场、有头无尾，又要避免画蛇添足、拖拖沓沓。为此，有三种结尾写法可供选择。

1. 使用总结性段落

一般总结性段落常用"总之""总而言之""综上所述"等标志性词语开头。

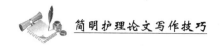

（1）使用条件

使用总结性段落结尾适用于两种情况：第一，作者在正文中已将自己的观点、所要探讨或解决的问题都阐述得比较清楚、完整。第二，作者认为再没有需要特别强调或讨论的问题。

（2）表达方法

① 在主体部分结束后，另起一行，行首空两格，不标注序号和小标题，以"总之""总而言之"或"综上所述"为结尾段的开头，表示下文为总结性的阐述。

② 整个结尾段的内容都集中在一个自然段落之内。

③ 内容主要包括：简述从全文概括出来的结论，该研究对改进工作或解决新问题的意义等。

2. 以"小结"的方式结尾

虽然，在"小结"中阐述的内容与总结性段落的内容在本质上差别不大，但是以"小结"为层次标题不但使结尾部分更醒目，而且使论文的开头与结尾前后呼应，显得结构完整。

（1）使用条件

与总结性段落的使用条件相同。

（2）表达方法

① 在主体部分结束后，另起一行，以"小结"为层次标题，并在其前面标注层次序号。

② 整个小结的内容集中在 1 或 2 个自然段之内。

③ 阐述的内容比总结性段落中的内容更丰满些。

3. 以"讨论"的方式结尾

用讨论做结尾是观察研究性论文中比较常见的形式。

（1）使用条件

讨论环节主要用于两种情况：一是作者认为有必要单独就文中的某一种做法或观点从理论上进行更深入的分析和阐述，以充分体现它的科学性。二是强调某种做法或观点对实践的作用和意义，以体现它们的实用性。

（2）表达方法

① 在主体部分结束后，另起一行，以"讨论"为层次小标题，并在其前面标注层次序号。

② 作者要思考清楚，在紧扣论文主题的前提下，究竟要讨论几个问题。每一个问题为一个小层次，给每个小层次标注序号和小标题。

③ 在阐述每个小层次的内容时，不要重复列举主体部分中的事实，而是要针对该层次有必要深入探讨的观点、问题或意义进行论述，易于读者理解和接受你的观点或方法。

总之，观察研究性论文是一个有太多东西可说的话题，写得好能让人耳目一新，写得不好则很容易出现观点陈旧、内容平淡的毛病，难以被期刊录用。不妨先给自己设立一个小目标，从每 1~2 年写一篇观察性研究的论文开始。起初会有难度，慢慢地就能建立起自信，逐步走向专业高地。

六、参考文献

关于选用参考文献的原则及标注方法，请参见第十章。

第六章

综述性论文的写作

第一节　基本概念与选题

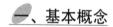一、基本概念

1. 综述的含义

倘若你发现全部使用别人论文中的材料竟然也能写出一篇论文,会不会大吃一惊?综述就是这样一种以文献为研究对象,对资料进行利用、挖掘、重组而撰写的学术论文。通俗地说,也就是作者针对某一个问题,通过收集别人发表在专业期刊或图书上的大量相关资料,对它们进行阅读、分析、提炼、综合,使自己模糊、散乱的感受形成集中且鲜明的新观点,由此撰写而成的文章——在文献这棵老树上开的新花。

鉴于综述性论文专门以介绍某一项新技术或新方法,某一种新理论或新概念,某一方面的新动态、新进展及发展趋势为宗旨,所以在浓缩和传递国内外最新护理信息方面有着其他体裁的论文不可替代的作用。目前国内的护理专业期刊几乎都设有综述栏目。有时,编辑部在拟定年度报道规划时,为了就某一热点问题展开专题性的探讨,以期引导和帮助读者进行更广泛和深入的研究,会主动邀请对该方面有研究的专家撰写综述,但大多数还是作者主动投稿。

作为初学写作者,学习撰写综述有三点益处:第一,可以提高对国内外最新护理文献的掌握程度,开阔视野,促进专业知识更新;第二,可以提高中外文阅读能力,扩大临床研究选题的线索和来源;第三,有助于归纳分析、梳理整合能力及文字表达能力的培养。

学习撰写综述是一个日积月累、循序渐进的过程,因为要想把作为研究对象的几十

篇国内外参考文献读懂、读透本来就不是一件轻松的事，更何况同时还要有对所需信息的感知能力、信息重组能力和行文的组织驾驭能力。所以，学习撰写综述不能急于求成，否则写出来的文章浅薄浮泛，缺乏参考价值和指导意义，难以被发表。作者宜从学习解读文献所获得的思考与分析能力上下手，把撰写和发表综述作为一种理解、积累和传播知识的过程，进而不间断地写作，一步一步地获得某种专业肯定，积累专业声誉。

2. 综述的写作特点

综述写作与其他体裁护理论文写作的本质区别在于资料来源的不同。综述的写作资料来源于作者收集的他人的研究结果（俗称二手资料），而不是自己在工作实践、临床观察或实验中获得的第一手资料。因此，综述的写作具有下述三个突出的特点。

（1）参考文献是写作的基础

综述首先是基于对参考文献的理解和分析，因此参考文献是写好综述的基础。编辑部对于每篇综述需要有多少篇参考文献并没有统一的规定。仅就目前被发表的综述来看，其文后列出的参考文献少的 20 篇左右，多则 50 篇以上，30～40 篇的占大多数。那么，写好一篇综述到底选取多少篇参考文献才合适呢？对你来讲，只要基本满足下述五个条件就可以了：

① 使用电子期刊数据库检索是必不可少的条件。检索时使用的关键词一定要与论文的主题高度切合。这样可以清晰地限定你的检索范围和深度，确保在海量的信息中捞到你所要的"针"，避免因收集的资料不准确、不全面而造成你对内容的曲解、偏见或遗漏，导致你所述观点或方法的陈旧和肤浅。例如，你要写一篇主题为"护士情绪劳动策略的研究进展"方面的综述，那么与该主题高度切合的关键词可以选：护士、情绪劳动策略、情绪劳动影响因素、情绪劳动表达、情绪劳动管理等。

② 除了精准检索国内的相关资料，还需要把中文关键词转换成英文关键词，检索国外的文献数据库（如 PubMed，即美国国立医学图书馆国家生物技术信息中心网上医学文献检索系统），以便从中筛选出重要的文章作为参考文献，增加看问题的角度。只有这样，才能确保自己对所综述问题的发生、发展和现状的来龙去脉有一个比较完整的了解，写出来的文章具有国际视野，能客观地反映其新动态，为读者提供新知识。

③ 确保参考文献的可靠性，切忌引用间接文献。所谓间接文献，即你没有亲自阅读原文，而是从他人引用的参考文献上转引过来的文献（尤其是外文参考文献）。由于这些文献在他人引用时是否符合原意、出处标注是否有误你并不清楚，因而可能影响综述的可靠性。

④ 检索年限可以初步选择近 5 年，若检索出来的数量太多，可缩短至近 3～4 年；若检索出来的数量太少，可以逐渐增加年限。

⑤ 追溯检索。如果这是一个你不熟悉的专业术语，我讲一个小故事你就明白了。

20世纪80年代后期，我曾在省医学情报研究所资料室任资料员，应我省一科研课题组的申请，无偿为他们收集所需的资料。他们研究的题目是关于"糖蛋白对肿瘤的反应"方面的。因为电子检索系统纳入的新信息要晚于出版的医学期刊一段时间，所以只能每天将新到的期刊目录浏览一遍，将所有与糖蛋白和肿瘤有关的文章都复印下来，及时送给他们，可以让他们尽快掌握最新动态。当时，除了国内的其他专业期刊，还有一个相当有特点的《国外医学》系列期刊，涵盖了分子生物学、免疫学、临床生物化学和检验以及临床医学各个学科、护理学等近50个分册。全国有一大批业内专家和译者专门将国外原版期刊上的文章选译出来，向各个分册投稿，成为读者获得国外最新进展的捷径。有时，课题组会在我前一次提供文章后面的参考文献处画上一两个重点符号，让我帮他们再检索原文。后来我才明白，这就是追溯检索。他们追溯的目标有两个：一是论文著者为国内外糖蛋白生化领域的知名专家；二是该论文的观点新颖或在方法上有创新。

（2）赋予意义是写作的关键

赋予意义是对知识的一种再创造，也是对一篇综述质量高低的评价指标。什么是赋予意义呢？那就是你从张三的文章中提炼出一个观点，从李四的文章中摘录下一个概念解释，又从王五的文章中摘录下一些数据……对这些信息进行归纳整理之后，分析它们之间相互关联的端倪，以信息重组来强化其背后的意义，应用你的想象力，赋予其学术价值，给出独特的研究观点和方向。而不是把相关参考文献中的观点像搭积木一样堆砌在一起，既提不出新颖的论点，也没有对其研究水平、应用现状及发展趋势的论述。举一个小例子：

> 《得到》App的罗振宇在2018年《时间的朋友》跨年演讲中提到林欣浩老师的《数学有意思》时讲道："我们从小就认识的等号（＝）不是左右两边完全一样的意思吗？不，等号的意思是，有些东西不重要。比如，我说，$1+2=2+1$，这其实是在说，总数才重要，次序不重要。比如，我说，你家3个人，我家3个人，加起来等于6个人，这其实是在说，规模才重要，大家之间那个彼此关系不重要。比如，我们说，考个好专业等于工作有保障，这其实是在说，收入才重要，你的爱好不重要。每当我们用等号这个工具的时候，其实我们背后都有一句潜台词：有些东西不重要。所以你看，等号的一边是事实，一边是根据某种原则的抽象。真实世界的很多东西，被等号全丢掉了。"

怎么样？读了罗振宇的这番精彩讲述，你感觉到赋予意义的奥妙了吗？

那么怎样才能赋予意义，塑造文章的灵魂（即主题）呢？首先需努力做到对下面三个问题心里有数：

① 在对全部参考文献予以深刻理解和分析的基础上，你从中发现了一个什么令你

兴奋且急于要探讨的问题（主题）？

② 要达到这个目的，全文分为几个组成部分？以什么顺序排列？怎样利用每一部分的小标题来突出你的独特观点？小标题之间的逻辑层次是否清晰，彼此关系是否紧密，是否都服务于主题？

③ 每个部分采用参考文献中的哪些数据、事实和解释作为论证的理由和理论依据才能达到你期望的结果？

（3）使用第三人称和审校者

综述需要作者站在第三者的角度来撰写，而不是使用第一人称——我、我们。为了避免混淆你和参考文献的观点，可用"笔者认为"等类似的短语开头阐述自己的观点和见解。

一篇好的综述应该能横向综观国内国外，纵向达到深透精辟，普通作者（尤其是初学者）一般很难做到。你可以邀请一位行内的专家，负责对文章进行内容的审查和校阅，特别是引用的外文内容。这样可以保证论文的学术质量、可信度和权威性，并在著者署名处注明审校者的姓名。

二、综述的选题

1. 选题方法

对于综述，比较有效的选题方法分为三个步骤：寻找线索→收集资料→确定选题。

（1）寻找线索

寻找线索是在茫茫的信息海洋中能帮助你抓住一个所要探求问题的第一步。那么怎样去寻找线索呢？

① 跟踪护理学科动态。从 20 世纪 80 年代探讨的责任制护理，到 20 世纪 90 年代探讨的循证护理、知情同意、护理路径，以及近年探讨的叙事教育、情绪劳动等，这些学科动态与发展不仅为综述，也为临床的应用与深入研究提供了很好的线索。因此，你若对撰写综述有兴趣，就有必要培养自己经常去图书馆广泛阅览护理专业期刊的习惯，从中发现新的概念或方法作为研究线索。

② 浏览相关学科信息。护理学与医学、心理学、社会学、管理学等相关学科除了有技术上的交叉与融合之外，还有着共同的人文属性。在图书馆，当你阅览护理专业期刊时，顺便浏览相关学科期刊上的信息不失为一种寻找线索的好方法。例如，强万敏等

的《尊严疗法在癌症患者中的研究进展及对我国临终护理的启示》①，刘萍等的《员工援助计划在护理管理中的应用进展》②，陈妮等的《急诊科拥挤成因、后果及缓解方案的研究进展》③ 等，都是善于将跨学科的信息应用到护理综述中的很好例证。

③ 关注实践需要。解决工作中遇到的实践或理论上的问题是撰写综述的出发点之一。从困惑你的问题中寻找线索，通过综述将国内外同行对待该问题的态度和解决该问题的方法阐释清楚，对你和读者都是一种启示。这样的情况并不少见，如刘天贶等的《咀嚼口香糖对促进腹部手术后胃肠道功能恢复的应用研究现状》④，王苗等的《呼吸训练在非呼吸系统疾病中的应用现状及启示》⑤。

（2）收集资料

如果你有自己利用电子图书馆的条件，且会检索，可以把你寻找到的线索内容转换成一个关键词，直接使用该关键词进行检索。

如果你自己不会电子检索或不具备检索条件，可以去医学院校图书馆或大型综合图书馆委托专业检索人员帮助你收集资料（一般会适当收取检索费）。最好先收集国内资料，后收集国外资料。这样不但有助于你快速判断使用该关键词收集的资料是否符合你的预期，而且还利于你熟悉其中的概念、方法、专业术语等，使用英文收集国外资料时更快捷、准确。

① 国内资料的收集。假如你在浏览护理专业期刊时，看到了章莹等撰写的《爱丁堡大学〈护理中的关爱与情绪劳动〉授课及对我国护理教学的启示》⑥ 一文，你很好奇，凭直觉意识到"情绪劳动"竟然列入了国外护理院校的课程真是一件值得研究的事情。于是，你委托检索专业人员，以"情绪劳动"为关键词，查找与其相关的文献。在万方数据库中，以"情绪劳动""情绪劳动策略"为关键词检索 2015 年 3 月之前的文献，查找到相关的文章题目和摘要有上百篇。假如你根据文章题目和摘要从中选择出20 多篇你最想看的全文，检索人员则可根据你筛选的结果为你检索到全文。你可以请检索人员把它们打印出来，也可以存在你自己的 U 盘上，或直接发送到你的电子邮

---

① 强万敏，郑瑞双. 尊严疗法在癌症患者中的研究进展及对我国临终护理的启示 ［J］. 中华护理杂志，2013，48（10）：949－952.

② 刘萍，叶政君，谌永毅. 员工援助计划在护理管理中的应用进展 ［J］. 护理研究，2014，28（2）：518－519.

③ 陈妮，魏薇萍，朱晓燕，等. 急诊科拥挤成因、后果及缓解方案的研究进展 ［J］. 中华护理杂志，2014，49（10）：1238－1241.

④ 刘天贶，孙众，王琦. 咀嚼口香糖对促进腹部手术后胃肠道功能恢复的应用研究现状 ［J］. 护理学报，2014，21（20）：27－29.

⑤ 王苗，刘化侠，石学英，等. 呼吸训练在非呼吸系统疾病中的应用现状及启示 ［J］. 中华护理杂志，2013，48（11）：1030－1032.

⑥ 章莹，付伟. 爱丁堡大学《护理中的关爱与情绪劳动》授课及对我国护理教学的启示 ［J］. 护理学杂志，2014，29（3）：85－87.

箱里。

这时，你可能会问：怎样才能保证你根据文章题目和摘要筛选出来的文章内容能满足你写综述的需要呢？关键要把握好下面几个标准：

看文题：文章题目中的核心关键词与你要求的相符；

看出版时间：以文章发表年限在 3～5 年之内的优先；

看刊名：刊载期刊具有相当程度的知名度、影响力和权威性；

看学科：不漏过检索到的发表在其他相关学科期刊上的文章。

特别需要强调的是，在其他相关学科期刊上检索到的同一关键词的文章可以提供非护理人员对该问题的阐释，能起到开阔眼界、形成新观点的作用。仅以"情绪劳动"和"情绪劳动策略"为例，检索到 2015 年之前非护理专业期刊上发表的文章有：

任庆颖等发表在《华东经济管理》上的《国外情绪劳动策略最新研究进展评述》①、李红菊等发表在《中国临床心理学杂志》上的《情绪劳动研究的回顾与展望》②、程红玲等发表在《人类工效学》上的《自主动机和情绪调节技能对情绪劳动策略的影响效应》③、傅慧等发表在《管理学报》上的《情绪劳动研究述评与展望》④、乔红霞发表在《解放军艺术学院学报》上的《情绪劳动及其对维护心理健康的意义》⑤ 等。

② 国外资料的收集

随着我国信息服务平台的快速建设及服务水平的快速提高，查阅国外文献已不是什么难事。还以委托检索专业人员检索"情绪劳动"的文献为例，你可以先将"情绪劳动"转换为英文词组"emotional labor"，检索人员会利用 PubMed 或其他国外数据库为你查找。在 PubMed 上收集的文献只有文题和摘要，文献量很大，以"emotional labor"为关键词的文献至 2015 年 4 月为止有 2 000 多条。检索人员会根据你的要求使用限定年限、限定文题上的关键词等专业技能帮你筛选出你要的资料。假设你从中筛选出 30 篇，可先将它们打印、存至 U 盘或发至电子邮箱，在家里先翻译文题和摘要，之后再根据需要去索取全文。

———————————

① 任庆颖，张文勤. 国外情绪劳动策略最新研究进展评述 ［J］. 华东经济管理，2014，28 （3）：152 – 158.

② 李红菊，许燕，张宏宇，等. 情绪劳动研究的回顾与展望 ［J］. 中国临床心理学杂志，2007，15 （4）：409 – 411.

③ 程红玲，陈维政. 自主动机和情绪调节技能对情绪劳动策略的影响效应 ［J］. 人类工效学，2013，19 （4）：77 – 81.

④ 傅慧，段艳红. 情绪劳动研究述评与展望 ［J］. 管理学报，2013，10 （9）：1399 – 1404.

⑤ 乔红霞. 情绪劳动及其对维护心理健康的意义 ［J］. 解放军艺术学院学报，2010 （1）：92 – 95.

另外，利用我国的全国图书馆参考咨询服务平台也可直接检索到国外期刊中与"emotional labor"相关的全文。

（3）确定选题

资料收集齐全之后，阅读和理解文献中的主要观点和方法是必须完成的一项基础工作。因为你不可能说清楚你不理解的东西，更不可能在一片混沌中确定选题，写出主题清晰的文章。如果你自己英语阅读能力有限，可以找一位护理专业英语翻译水平较高的合作者，由他主要负责英文资料的翻译工作。

① 归纳、分析。在熟读了中外文资料之后，对资料内容进行归纳和分析。还以情绪劳动为例：首先，分析研究范围，看看哪些方面是新近涉及的；其次，分析研究方法，看看是在理论研究（如概念的界定与构建）方面进展快，还是在实证研究（如问卷调查、试验研究）方面进展快；最后，分析具体内容，看看在情绪劳动的具体做法或影响因素（如情绪智力、心理契约、工作满意度、组织承诺、年龄与工作经验等）方面有没有新的发现。

② 确定选题。根据分析结果，可以从两个方面确定选题：一是选取进展最快的热门话题作为研究的主题，以达到向读者介绍最新进展的目的；二是选取尚未引起研究者足够关注的冷门话题，以便填补研究的空白。

例如，对于情绪劳动的影响因素已涉及多方面，其中包括自我调控策略，但是有关自我调控策略的研究都分散在不同的文章中，所以你可以将这些零散的信息梳理出来，集中在以"情绪劳动自我调控策略的研究进展"为主题的文章中，进行深入透彻的阐述。该选题不但具有一定的前瞻性，对读者学习情绪的自我管理也具有实用性。

2. 选题原则

（1）前沿性

由于综述不是基于作者自己的实践研究资料，而是基于学术界他人的研究结果，因此在选题时作者必须站在学科的高度，通览在动态中呈现出来的最新信息，从中选取一个方面的问题予以综述，旨在反映新技术、新进展、新成果和新发现，寻求认识的进步、知识的更新、研究方法的借鉴。毫不夸张地说，综述能带给读者的认识上的进步与实践经验同样重要。

综述选题的前沿性是保证其文章内容具有参考价值的基础。作者宜把自己放在读者和编辑的位置，把几十篇参考文献中的新观点和新方法融合在一篇综述中，让大家在短时间内了解这些新的变化。这也是作者创造力的一种体现。

（2）单一性

综述也有阐述得精辟、透彻与浮光掠影、泛泛而谈的区别。因此，在选题时要慎重考虑自己手里现有的资料涉及几个问题，从中选定自己最感兴趣的一个问题或选择一个问题中的某一发展方向。这样内容单一，有助于你紧扣一个主题，深入挖掘参考文献中的主要观点，写出新意。

如果选定的题目涵盖的范围太大，观点太多，你就很难在有限的篇幅内将它们说深、说透。例如，关于情绪劳动方面涉及的研究范围有概念的追溯与构建、情绪劳动的影响因素、情绪劳动的策略、情绪劳动对护士的影响等问题。倘若以情绪劳动为主题，选题的范围就有点大了，难以驾驭得恰到好处，不如选择其属下的一个分支（即一个方面）。

第二节 写作方法

毋庸置疑，参考资料对于写好综述是非常重要的。但是光有资料，没有正确的分析研究方法和写作技巧也写不出好文章来。下面我们逐个来解决问题。

一、文章题目的拟订

1. 明确主题

明确主题，即明确你要综述的核心问题是什么。只要主题归纳出来了，下一步文章的题目就好拟订了。

由于在综述中外文参考文献（主要是英文）几乎占一大部分，所以对外文资料翻译得是否准确、贴切直接影响着你对主题的归纳和综述的可信度。如果外文参考文献数量多，可以采用团队合作的方法，由英文好的人负责翻译，执笔者负责统筹和综述的撰写。

阅读，是你能明白确切地梳理出自己所要综述主题的重要前提，也是对参考文献中的概念、方法、数据、主要结果和讨论要点进行理解、鉴别、咀嚼和消化吸收的过程。我的经验是越懂得如何阅读别人的文章，就越能写好自己的论文。为了深入理解资料的内涵，要多读几遍，然后依据手中现实的材料，结合此前在"选择论述的主题"阶段的大致想法，明确主题。

2. 整合关键词

经过上一个阶段对资料的阅读及分析，你对综述的核心内容及主要观点已基本形成。此时你若有写作经验，可能文章的题目已经起出来了。你若是新手，可以采用一种

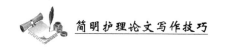

最简单的"关键词组合法"来确定文章的题目：

首先，找出能界定研究对象、论述重点和范围的关键词，然后将这些关键词以研究对象为核心有机地组织起来形成一个整体——论文标题。

假设，你想以前面提到的"如何在情绪劳动中进行自我调控及其调控策略方面的研究进展"为主题进行综述，那么代表研究对象的关键词是"情绪劳动"，代表论述重点的关键词是"自我调控策略"，代表研究范围的关键词是"研究进展"。把这几个关键词按照逻辑关系组织起来，就形成了标题——情绪劳动自我调控策略研究进展。

3. 文题中常用的附加词

综述文题中常用的附加词有"……进展""……趋势""……应用前景""……发展""……动态""……概况""……简介""……动向""……近况"等。此外，也可以再加上时间范围，如近十年等。读者见到它们便会很容易识别出该篇文章为综述。另外，从广义上讲，"评述"也属于综述的范畴。

有时为了醒目，作者可能先用一个正标题来界定所述问题的主题范围，之后使用一个副标题进一步限定所述问题的侧重点，达到补充说明的目的。

事实上，文章的题目就如同引领一支队伍前行的旗帜。在这面醒目的旗帜下，所有的观点和阐释都以主题为中心，有序地排成一列纵队共同完成论述的任务，而文章秩序的建立离不开行文结构。

二、文章结构的设计

综述由开头（前言或引言）、主体、结尾（小结）、参考文献四个主要部分构成，也有的文章没有小结，以主体部分的结尾为全篇文章的结束。

综述的参考价值和学术水平主要体现在主体部分。主体部分没有统一的结构模式，完全依靠作者独立思考，根据表达主题的需要来设计结构。它不仅凝结着作者对问题的独特感受和理解，还标志着作者在设计文章结构时所发挥的创新能力。正是因为作者们巧妙的构思，才形成了多种多样的结构方式。因此，我将把主体部分的结构设计单独拎出来，作为重点介绍。

在此想告诉你的是，即使有综述写作经验的作者具有宽阔的眼界、深厚的学术功底、良好的创新思维等，但是在对参考文献阅读和理解的基础上进行资料的筛选、主题的提炼和结构的设计时也需下一番功夫。所以初学写作时不要着急，不要怕麻烦，更不要对自己失去信心，从整理资料开始，一步一步地为写好全文打下基础。

1. 整理资料

所谓整理资料，就是根据你已经确立的主题，将从参考文献中提炼出来的相关信息摘录在卡片或输入电脑里储存下来（具体方法详见第二章的"如何积累写作资料"）。为了下面讲述方便，我将卡片式摘录的内容和电脑式摘录的内容统称为"摘录资料"。

值得一提的是，要留心把随时听到或看到、对自己有启发的信息，以及随时冒出的想法和词语等都及时记录下来，写作时它们会给你有用的提示和参考。

2. 归类重组

归类，即将众多的摘录资料按照内容的相似性、彼此之间依存的关系加以分类，为每一类资料提炼出一个关键词作为统领，使所有的摘录资料系统化、条理化。从本质上说，归类是一种寻找逻辑关系的方法。重组则是思考信息与信息之间能形成一种什么样的逻辑关系，用什么主线把它们重新组织起来更好。常用的技巧有四种，详见表6-1。

表6-1 对摘录资料进行分类重组时常用的逻辑思维技巧①

组合关系	特点
沿革关系	以某一护理理论、观念、技术或方法的发展和变化历程为主线，将摘录资料重新组合到一起，体现出该领域的最新动态或发展趋势
功能关系	以护理管理、教育或临床实践中的某一方法在提高护理质量的作用方面为主线，使重新组合后的信息（包括将原始信息做量化处理）能充分体现该方法与传统方法的区别，阐明具体操作步骤，便于在实践中应用
结构关系	以护理理论、教学内容、医疗或护理器械、药品或工作环境等组成部分的改变为主线，使重组后的信息能突出变化了的部分，促进护理人员的知识更新
因果关系	以在护理管理、护理教育和临床护理实践中采取某项措施的原因及其产生的结果为主线，使重组后的信息（包括将原始信息做量化处理）能充分证明其有效性和实用性

3. 拟订提纲

令不少综述作者萦绕于心的难题是文章结构的设计。你可以遵循观点、理由和证据的论证模式，在拟定提纲时灵活运用表6-1中介绍的思维技巧。同时兼顾人们认识事物的规律，即由浅入深、由简到繁、由具体到抽象的循序渐进的逻辑。为了使你的论证更有说服力，还要做到下述两点。

（1）大层次标题与主题相一致

所谓大层次，就是你将全文分成几个部分，每一部分的标题即为大层次标题，也是你在文中提出的主要观点（或称论点）。检查每个大层次的标题，看看它们是否与综述的主题相一致，能否起到有利于主题表达及深化的作用，能否再精练些。千万不要小看这一步，尤其是对于初学者，如果写到一半甚至写完之后才发现某一大层次标题偏离了主题，修改起来就费劲了。

---

① 李旭，杨家林. 国内外护理新进展［M］. 长春：吉林人民出版社，2004：273.

（2）小层次标题与具体内容相符

① 对于只划分为几个大层次的论文，要一一审视之前已经归类于大层次标题下的摘录资料，进一步判断其内容是否足够成为你所阐述该论点的依据。

② 对于每一个大层次下又划分成几个小层次的论文，首先要保证大层次标题与其下的子标题逻辑关系紧密；之后，要分别看看每一个子标题下的摘录资料内容是否都与该小标题相互关联。反复斟酌和推敲它们之间是否匹配，是否有需要调整、增加或删减的地方。提纲越详细，下一步写起来越容易。

拟订完提纲，你对摘录资料所涉及的范围已了如指掌。此时，你会发现这是一种很好的写作技巧。因为对提纲的反复推敲等于为论文构建了完美的骨架，而归纳完的摘录资料如同血肉，添加在与骨架相应的位置上。骨架使你的文章条理清晰、次序明确，血肉为骨架填补了必要的空间和深度。现以三篇文章为实例，通过它们的层次划分及小标题领会一下拟订提纲的技巧。

例1 王苗等撰写的《呼吸训练在非呼吸系统疾病中的应用现状及启示》① 一文采用了"分述法"，即按照涉及主题的各个方面分别阐述。全文共分为七个大层次，没设子标题。它们分别是：

1 呼吸训练在循环系统疾病中的应用现状

2 呼吸训练在内分泌系统疾病中的应用现状

3 呼吸训练在免疫系统疾病中的应用现状

4 呼吸训练在消化系统疾病中的应用现状

5 呼吸训练在泌尿系统疾病中的应用现状

6 呼吸训练在神经系统疾病中的应用现状

7 启示

例2 程红玲等撰写的《情绪劳动：概念的追溯与建构》②，则采用了"循序法"，即按事物发展的先后顺序来阐述。全文分为四个大的层次，每个大层次下还列有两级子标题，具体包括：

第一阶段：概念的引入与明确

（一）情绪劳动概念的引入

（二）情绪劳动概念的明确

第二阶段：概念的争议和完善

---

① 王苗，刘化侠，万学英，等. 呼吸系统在非呼吸系统疾病中的应用现状及启示 [J]. 中华护理杂志，2013，48（1）：1030 – 1032.

② 程红玲，陈维政. 情绪劳动：概念的追溯与建构 [J]. 华东经济管理，2009，23（11）：117 – 121.

（一）关于情绪劳动概念的不同观点

（1）情绪表达行为

（2）情绪感受管理（情绪调节）

（3）情绪表达的工作要求

（二）关于情绪劳动概念的争议分析

（1）情绪劳动是情绪感受管理还是情绪表达行为？

（2）情绪劳动是否只是发生在员工的真实情绪与情绪表达规则发生冲突的时候？

（3）情绪表达的工作要求是情绪劳动的内容还是前因变量？

第三阶段：情绪劳动概念的整合

小结

例3　王丽等撰写的《护士情绪劳动的研究进展》[①] 一文，采用的是"重组法"。即作者在凌乱无序的文献中收集、归纳了大量相关信息，并使用自己的信息处理和组合方式，创造一种新的结构。全文分为六个大的层次，其下还包括一级子标题：

1 情绪劳动的概念

2 情绪劳动的策略

3 情绪劳动的机制

3.1 资源守恒理论

3.2 行为调节的控制理论

3.3 行动理论

4 情绪劳动的测量工具

4.1　以 Hochschild 理论为基础的测量工具

4.2　以 Morris 等的理论为基础的测量工具

5 护士情绪劳动的研究

5.1 情绪劳动与护理职业

5.2 情绪劳动与工作满意度

5.3 情绪劳动与工作倦怠

5.4 情绪劳动与自我效能感

6 存在问题和展望

综上所述，在拟订写作提纲时不要受某种模式的制约，要依据你要阐述的主题对掌握的资料进行比较和取舍，形成适合你写作特点的提纲和表达方式。

---

① 王丽，李乐之. 护士情绪劳动的研究进展［J］. 中华护理杂志，2011，46（3）：314 – 316.

三、开头的写法

开头，即文章的开场白。综述的开头有两种形式：一种是以"前言"或"引言"为小标题；另一种是直接阐述内容。

虽然开头所用的篇幅很少，一般为 300~400 字，但是对于读者了解全文很重要。所以，每一句话都应该有助于说明主题。其内容主要是：① 为读者提供必要的背景材料（如问题产生的原因、环境、条件）、研究现状；② 交代论述的范围和重点。

写好开头的关键在于简明扼要。在动笔写作之前要把你打算写的东西进行一番组织——知道该抓住什么，省去什么，思考一个有吸引力的开头，引导读者去阅读你所写的全文。

例如，王丽等撰写的《护士情绪劳动的研究进展》一文，开头用了不到 300 字，却把研究背景、范围和目的交代得清清楚楚，具体内容是：

近 20 年来，情绪劳动是西方组织行为学研究的一个新兴领域。对于服务行业有着深远的影响。在以"患者为中心"的护理工作中，不仅需要护士用专业的护理知识与熟练的操作技术为患者解决生理问题，同时，还要时刻关注自己的情绪，因为护理是一项情绪劳动密集的行业。1992 年，Pam Smith 在其著作《The Emotional Labor in Nursing》（护理职业中的情绪劳动），首次将情绪劳动用于护理行业。本文将从情绪劳动的概念、策略、工作机制及研究工具等几方面进行综述，有助于广大护理同仁对情绪劳动的理解。①

四、主体的写法

主体，是综述的主要部分，其所占文章的篇幅最长，是你应用前期充分准备的观点和资料来论证主题的过程。

如同是先有鸡还是先有蛋一样，是先形成论文的题目（文题），还是先形成论述的主要问题（主题），这是一个说不清的问题。因为它们是在你形成思路的过程中"互生"的。即便如此，你开始动手写主体部分的时候，也可能会因为遇到某些论证资料的证据不足、逻辑关系缺失、针对性不强、深刻程度不够等问题，从而对文章题目或论述的主题再次调整，以达到两者彼此照应、互为一体的目的。

要想写好主体部分，宜根据写作提纲逐项将内容展开，在写作过程中需把握住下述几点。

---

① 王丽，李乐之. 护士情绪劳动的研究进展 [J]. 中华护理杂志，2011，46（3）：314－316.

1. 论述方法

一旦拟订完了提纲，那么摘录资料的全部细节就都罗列在你眼前，撰写主体这个看似艰难的任务会变得顺畅，甚至简单了不少。接下来你要做的就是依序从第一个层次开始，仔细阅读摘录资料的内容，慎重思考先说什么，后说什么，怎么说。在述说时要注意以下几点。

（1）清楚地定义概念

可不要小瞧了这件事，也许这个概念就是你综述的主题词，是你论述的基础。为了消除读者理解上的偏差（信息不对称），以便更具体、深入地理解综述的内容，对读者感到生疏或不清楚的概念、专业术语、事物的性质等，你要在论述中做简明的解释，注释部分既可以融合在行文中（用括号或破折号加以标识），也可以单独列为一个自然段。

不要生搬硬套新概念，尤其是引用外文资料时，一定要在充分理解的基础上确保翻译的准确，避免译文生涩、翻译错误或在概述时曲解原意。若对自己的翻译质量缺乏信心，可请外文好的同事帮助审校。

（2）叙述和论证相结合

为了能通过边叙述边论证，即摆事实、讲道理的方式，达到一步一步印证论点的目的，你要巧妙地应用这些摘录卡片上的内容（如某些事实、数据、观点、理论等），说明你提出该论点的理由和证明论点能够成立的依据。在此过程中你常常会发现两个难点：一是很多时候理由和证据是缠绕在一起的，没有严格的分界线；二是对同一个问题，不同的作者会提出不同的观点。看看图 6-1，在解决这样的问题上能否受到启发？

这是一个经典的双关图。该图中隐含着两幅头像，一位少妇和一位老妇。崔丽娟①认为，人们这种对外来刺激有选择地进行组织加工的过程，就叫知觉的选择性。被我们选择进一步加工的刺激，称为知觉对象。而同时作用于我们感官的其他刺激就被叫作直觉背景。知觉对象与知觉背景是相对而言的，此时的知觉对象也可以成为彼时的知觉背景，被选择为知觉对象的刺激也可能在那个人眼中就成了知觉背景。这要看知觉者个人的需要、兴趣、知识经验以及刺激对个人的重要性等主观因素。

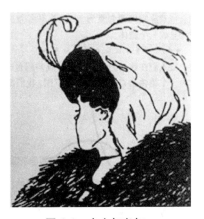

图 6-1 少女与老妇

现在，如果你能试着说明怎样对图中的线条进行不同的组合能使老妇的图像非常清

---

① 崔丽娟. 心理学是什么［M］. 北京：北京大学出版社，2002：123.

晰，又能说明怎样使用另一组不同的线条组合能使少女的图像清晰可辨，那你在综述中对叙述与论证的应用就得心应手了。

2. 材料的组合

借鉴上图的经验，你在考虑材料组合方面会变得更加慎重。例如，把哪些材料和哪些材料组合在一起用来支持你的观点效果最好，把哪一点与哪一点组合能从中揭示出新的逻辑关系或得出新的启示。要谨防简单的论据罗列，避免大段引述原文。重点应放在你如何运用论据之间的逻辑关系步步深入地阐释上，尤其当同一问题出现不同的研究结果时，你要解读出这意味着什么，从中能得出什么结论。

例如，任庆颖等在《国外情绪劳动策略最新研究进展评述》[①] 一文中，阐述人格特征对劳动策略的影响时，在分别引用了高外倾性个体、高神经质个体、责任心、随和性、自我监控等与情绪劳动关系的研究结果之后，分析道：

目前学者们在自我监控与情绪劳动策略的关系上还存在分歧，比如，有学者发现自我监控与表层扮演策略正相关，与深层扮演策略的关系不显著，但也有学者发现，自我监控与深层扮演策略正相关，而与表层扮演策略的关系不显著。该分歧可能是由于研究样本的不同造成的，也可能与职业承诺水平相关，未来的研究可纳入相关因素做进一步探索，以得出更加明确的结论。

以往研究探讨了个体的自我监控与五大人格等特征对员工情绪劳动策略的影响，未来的研究还可以关注个体的其他人格特征如进取、顺从、懒惰和忠诚等对情绪劳动策略的影响。

3. 材料的取舍

先前你根据主题需要从大量文献中筛选出来摘录至卡片上的信息，在写作过程中大多能派上用场。只不过有的是"无形引用"，即用于打开你的思维、帮助形成你的观点，但没有文字上的引用，不列入参考文献；有的则是"有形引用"，即作为论据在文中使用，列入参考文献。

譬如，你正在撰写一篇关于"护士情绪劳动"方面的综述。关于"情绪劳动"，在你的摘录资料中，有从社会学研究角度下的定义，有从管理学研究角度下的定义，还有从心理学研究角度下的定义。此时，你需根据你综述的主题考虑：是把三个定义都罗列出来好，还是选其中与你论述主题最贴切的那一个好？除了这种"有形引用"，能否将未引用定义中包含的独特角度、观点、词汇等衍生为你的论点，予以"无形引用"？

---

① 任庆颖，张文勤. 国外情绪劳动策略最新研究进展评述 [J]. 华东经济管理，2014，28（3）：152 - 158.

对于材料的取舍，一要精准贴切，二要灵活运用。当然，有些摘录的信息起初觉得有用，而最终只用上其中的一个数字、一个词语，甚至完全被淘汰的情况纯属正常。

五、结尾（小结）的写法

1. 结尾的形式

综述的结尾有三种形式：第一种，是将正文的最后一段作为全文的结尾；第二种，是在正文之后用一个自然段作为结尾段；第三种，是用"小结"作为标题来结尾。

2. 结尾的写法

结尾在全文中起着总收全文的作用。怎样结尾取决于作者认为哪种形式有助于升华主题、体现文章的完整性，千万不要拖泥带水。

（1）如果以主体的最后一段作为全文的结尾，那么按照正文的整体框架及思路，写好最后一段即可。

（2）如果有结尾段或者以小结为标题，那么写法可以有以下多种选择。

选项一：简要总结全文的主要观点。

选项二：对研究现状给出明确的阶段性结论，指出该研究领域目前尚存在的问题及不足。

选项三：提出今后的研究方向及发展趋势。

当然，这三个选项不是截然分开的，你也可以根据自己的情况将它们综合起来作为结尾。

例如，杜艳玲等在《护理职业中情绪劳动的研究现状》[①] 一文的结尾"小结"部分是这样撰写的：

目前，我国对护理职业中情绪劳动的研究存在以下问题：① 大部分研究为调查性研究，其中相关性研究占主要比例，主要集中于前因变量和结果变量。② 大多数的研究只是找出了与护士情绪劳动现状有关的影响因素后提出了提高护士情绪劳动能力的重要性，而对于如何通过对这些影响因素的干预去提高护士的情绪管理和情绪劳动能力的实证性研究较少。③ 对于护士情绪劳动在护理工作中如何体现、护士自身对情绪劳动的感受以及护理管理者如何对护士的情绪劳动给予引导和帮助的研究较少。因此，以后的研究应该注重于探讨临床护理工作中情绪劳动的表现和意义；如何引导和管理护士的

---

① 杜艳玲，喻思红，张华君. 护理职业中情绪劳动的研究现状［J］. 护理学杂志，2014，29（4）：88 – 90.

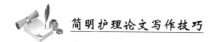

情绪劳动；如何采取确切的措施去规范、改善护士的情绪劳动。这样，才能从根本上提高护士的情绪劳动能力，提高护理服务质量。

六、参考文献

详见第十章。

第七章

调查研究性论文的写作

第一节　基本概念与选题

一、基本概念

1. 调查研究的含义

调查研究（简称调研）是护理论文中最常见的类别之一。在对这个概念进行理论解释之前，咱们先看一个小例子。这是《得到》App 通过大数据对我 2018 年年度学习结果的个性调查报告，内容如下：

李旭 297 天前（2018 年 2 月 19 日 9 点 25 分），通过《给人好印象的秘诀》开始了这所终身大学的学习之旅。这一年她有 1 519.3 小时沉浸在学习的世界，超过了 99% 的《得到》同学。学习了 4 844 节课，听了 546 本书。《得到》的学习记录里藏着她的许多秘密。7 月 28 日是值得表扬的一天，她学习了长达 1 058 分钟，吴军《硅谷来信》让她格外着迷。2019 年学习路上《得到》继续伴你前行。

看完后，你的第一感觉是什么？会不会有些好奇？想不想知道一个年近 70 岁的老太太为什么读这么多书啊？你能分析出原因吗？事实上，促使我学习的原因有以下三点：

一是抑郁症弄得我一直睡眠不好，2018 年在我女儿的建议下，晚上不能入睡时我试听了《得到》的课程，包括《每天听本书》，效果不错，能帮助我入睡，少吃了不少安眠药。

二是我是高度近视，加上老花眼，再加上有点白内障，看书困难。听讲不但解除了我视力不好的烦恼，而且还能帮我有效利用零散时间，边做家务边听课。

三是增长知识，开阔眼界，丰富老年生活。

因此，我的结论是这种休闲方式效果很好，值得坚持下去。

通过这个简单的例子，你可以对写调研有一个初步的感性认识：首先，要收集真实的调查结果；其次，分析原因；最后，得出结论。实际上，调查研究论文的内容非常丰富，方法也多种多样，上面的例子只是其中的一种，下面详细予以介绍。

（1）什么是调查研究

调查研究，指的是在有目的、有计划地选定调查对象的前提下，采用问卷、量表、访谈等科学方法系统地收集资料，并通过对资料的归纳比较、统计分析，发现某些护理现象的规律及其原因，从而为深入认识研究对象、解决相应的问题提供可靠的依据。举两个例子：

例1 护士同事间心理暴力的现状及其影响因素研究[①]

例2 术后机械通气患者吸痰操作疼痛现状及影响因素研究[②]

（2）调查研究的特点

① 调查途径。获得调研资料的途径有两条：第一条途径（也是普遍采用的最重要途径）是研究者亲自从被调查者处获得的第一手资料，旨在明确工作中存在着什么现象、其背后的原因及解决办法。例如：

例3 护理人员护患沟通能力影响因素的调查研究[③]

第二条途径是研究者从期刊中获得的二手资料，即大家常说的"文献调研"。比如：

例4 近十年我国护理学动物实验研究计量实证分析[④]

① 许妹仔，陈瑜，曾丽娟，等. 护士同事间心理暴力的现状及其影响因素研究［J］. 中华护理杂志，2018，53（12）：1439–1443.

② 营晓，张海燕，路潜. 术后机械通气患者吸痰操作疼痛现状及影响因素研究［J］. 中华护理杂志，2018，53（5）：537–542.

③ 马晓璐，李小寒. 护理人员护患沟通能力影响因素的调查研究［J］. 护理研究，2013，27（7）：1951–1953.

④ 黄妍，颜巧元，曾娜，等. 近十年我国护理学动物实验研究计量实证分析［J］. 护理学杂志，2014，29（18）：82–85.

② 横断性和动态性。调研具有横断性和动态性两大特点。所谓横断性，是指调研结果只是某一时段的现状，不能代表此后相当长一段时间内的变化。譬如，例 3 中影响沟通能力的因素，在 2 或 3 年之后会是怎样的呢？所谓动态性，是指在调研项目中每个要素与要素之间的关联、每个要素对结果的影响程度不是恒久不变的。下面咱们来看一组有趣的调查数据：

……微信的使用数据在增长。每天发送信息的数量达到 450 亿次，比 2017 年增长了 18%。每天通过微信通话的数量达到 4.1 亿次，比 2017 年增长了一倍。……平均而言，大家睡得更晚了。晚上十一点半时还在使用微信，比 2015 年晚了一个半小时。每天使用视频通话的数量，比 2015 年增长了 5.7 倍。而且，在 2015 年时，使用视频通话的人群，以 80 后和 90 后为主，平均每次使用时长是 8 分钟；而到了 2018 年，使用视频通话的人群，变成了以 55 岁以上人群为主，而且，平均每次使用的时长拉长到 11 分钟，微信上的视频总量也增长了 4.8 倍。微信也更多渗入了工作场所。2018 年，通过电脑端登录微信的数量，比 2015 年增长了 9.3 倍。[①]

看完这条数据会不会引发你的思考？如果你对写调研感兴趣，能不能在做首次调研时，就考虑到每隔 2 或 3 年再调查一次，看看你提出的针对性改进措施是否有效。

2. 调查研究性论文的分类

调研论文是调研成果的一种书面报告，可以简单地分为两大类：一类关于定量研究；另一类关于定性研究。

（1）定量研究

定量研究的本质是靠数据说话，而不是靠印象和经验来猜测。首先，研究者要在一个调查总体中抽取一定规模的随机样本；其次，采用特定的工具——调查问卷或量表获得信息；再次，对从答题中得到的现实资料数据进行统计学处理；最后，分析统计结果、寻找事物现象之间有无因果关系或其他关系，从而提出自己的某种观点或想法。统计学的"大数定律"表明，当个体数量达到一定程度，群体的行为模式就会表现得有章可循。

例如，徐秀英等在《三级甲等医院护士情绪劳动现状调查及分析》[②] 一文中，依据问卷调查的定量分析得出四个结论：① 总体概况：护士总体上在工作中倾向于使用深层表达（3.91 ± 0.67）；② 年龄：其中 40 岁以上护士更善于使用深层表达（P 值 < 0.05）；③ 任职方式：正式在编的护士比合同制护士运用深层表达的程度高（P 值 < 0.01）；④ 护龄和职称：护龄越长、职称越高，深层表达运用得越多。

① 《得到》App《李翔知识内参》，2018 年 1 月 10 日.
② 徐秀英，芦鸿雁，刘苗苗，等. 三级甲等医院护士情绪劳动现状调查及分析［J］. 中国实用护理杂志，2013，29（5）：17 - 19.

简而言之，定量研究的目的是衡量大多数人的观点和行为，以确定不同现象之间的相互关系和意义。在进行定量研究的过程中，有时需配合使用定性研究。这两者之间可互为补充、互相支持。

（2）定性研究（亦称质性研究）

定性研究，是一种只以文字论述为主的研究方法，与量化分析无关。研究者针对某一设计好的主题和目标人选，通过面对面深度访谈获得资料，对资料进行分类，分别为每一类提炼出访谈的结论性观点，阐明由此引发的某些想法或建议。

例如，徐长江等在《护士情绪劳动的质性研究》[①] 一文中，根据对 7 位护士的深入访谈，从护士情绪劳动的来源、表现及影响方面提炼出了 5 个分类观点：① 护士情绪劳动主要来源于医患双方理解的不一致；②"微笑服务"是护士提到最多的情绪表达规则；③ 护士在工作中主要采取克制、沉默、回避及换位思考等方法进行情绪劳动；④ 不良情绪一般通过与同事交流进行宣泄；⑤ 护士情绪劳动在一定程度上加重了工作压力，影响工作满意度，产生的消极情绪还会渗透家庭中。最后，作者提出了"应为护士提供必要的培训及鼓励同事之间多沟通交流，以增进情绪管理能力，减轻情绪劳动负荷"的建议。

将徐秀英与徐长江的文章相对比不难看出，定量研究与定性研究可以从不同的侧面，用不同的方法对同一问题进行研究。但是定性研究论文与定量研究论文的写作方法迥然不同。近年来，我国不少护理专业期刊单独开设了"质性研究"的栏目。为了便于大家掌握质性研究论文的写作方法，我将在第八章予以单独讲解。下面所述的内容均是关于定量研究的。

3. 调查研究性论文的写作特点

（1）调查是写作的基础

调查研究写作的依据来自调查中获得的现实资料，如果没有所调查人群的社会人口学数据，以及他们的行为、观点和态度等，那么这篇论文就无从写起。因此，抽取的样本要对研究的总体有代表性，以求得到客观事实。调查问卷的设计要严谨，利于提供数字，便于对调查项目（变量）的精确测量和计算，以数据的形式向读者传递出可靠的信息。

研究者除了根据调查目的自己设计调查表之外，还有一种可供选择的调查工具——量表。量表是一种通过对事物的特性变量使用不同的规则来分配数字的方法，帮助研究者将主观的或抽象的概念进行定量测量的工具。对我们来讲，最熟悉的量表莫过于今天在产科广泛使用的"阿普加新生儿量表"。葛文德（《医生的精进》[②] 一书的作者）说：

---

① 徐长江，赵君英，丁聪聪，等. 护士情绪劳动的质性研究 [J]. 护理研究，2013，27（9B）：2845-2847.

② 《得到》App《每天听本书》，文晶解读《医生的精进》（阿图·葛文德著，李璐译，浙江人民出版社，2015 年）.

这个量表是 1953 年，一个叫弗吉尼亚·阿普加的美国麻醉科大夫发明的。一个麻醉科大夫，为什么会做出这个给新生儿打分的量表呢？这是因为阿普加经常会给分娩的产妇做麻醉，她也很喜欢看到新生儿来到这个世界上。但那时，很多出生时情况不大好，甚至只是身上有点发青、呼吸不太正常的婴儿，都会被妇产科医生当成"死胎"对待，任由他们自生自灭。阿普加觉得这样很不合理，但她作为麻醉科医生，又无法直接挑战妇产科医生的权威。于是，她采用了一种不那么直接但更有效的办法，设计了这个量表。阿普加量表出奇的简单，它就是根据新生儿身体的颜色、呼吸、心率、四肢运动和对刺激的反应打分，非常容易上手。很快人们就发现，就算婴儿出生后一分钟的评分很糟，通过吸氧和保暖，在 5 分钟后的评分也会变得很好，于是医院纷纷设立新生儿重症监护室。

目前，我国护理人员在调研中使用最多的量表是自评量表。什么是自评量表呢？它是一种让被调查者自己按照量表内容要求来填写的关于自己的主观感受、想法、行为等的报告。例如，张晓曼等在《急诊科护士职业价值观与工作环境的相关性研究》① 一文中，为了弄清楚工作环境到底对职业价值观有没有影响，什么样的环境会对价值观产生什么样的影响，借用了《护士职业价值观量表》。该量表将抽象的职业价值观分解为看得见、摸得着的可以用计分来评估的要素，共有 5 个维度，每个维度又进一步细分为相关比较密切的几个因子（即条目），分别为：信任（5 个条目）、公正（3 个条目）、照顾（9 个条目）、行动（5 个条目）和职业特性（4 个条目）。每个条目按照从 1（不重要）~5（最重要）进行评分，得分越高，表示职业价值观与专业准则越一致。

（2）分析是写作的关键

分析是调查研究中的一种重要思维方法，它能把复杂的事物转化为简单的要素，进而探明现象与本质的内在联系，达到从总体上认识事物和得出结论目的。

现仅以任雅欣等撰写的《1 259 名护士工作满意度及其影响因素研究》一文为例，从该文比较简明的表 7-1 中你看出了什么？

表 7-1 护士工作满意度各维度得分（分，$\bar{x} \pm s$）②

项目	得分	均分
工作状态	32.91 ± 6.23	2.99 ± 0.57
工作中的人际关系	14.65 ± 2.34	3.66 ± 0.59

看过上表后，如果作者不结合调研的主题做出阐释，不结合各变量之间的关系挖掘数字背后的深层意义，那么读者能看到的只是一些数字而已，毫无意义。所以，作者除

---

① 张晓曼，王志稳. 急诊科护士职业价值观与工作环境的相关性研究 [J]. 中华护理杂志，2014，49（3）：312-315.

② 任雅欣，周英，黄美凌，等. 1 259 名护士工作满意度及其影响因素研究 [J]. 护理管理杂志，2015，15（2）：86-88.

了叙述事实，如调查如何进行、数据统计结果如何之外，更重要的是对调查数据进行深入的分析，阐明你做出的判定及其理由。

二、调查研究的选题

选题的重要性在于明确研究方向和目的。

1. 选题方法

（1）从工作实践中寻找

如果你是个细心的人，在工作中经常会发现某些令你困扰、无法理解的事，关键在于你有没有兴趣去琢磨这一现象背后的原因及影响因素。只要你用心，在工作实践中寻找选题是不难的。仅以下面几篇文章为例，看看他们的选题能否让你受到启发。

> **例1** 刘庚等的《心脏科护士糖尿病用药相关知识掌握情况的调查研究》①
>
> **例2** 孙萌等的《住院病人对优质护理服务能力需求的调查研究》②
>
> **例3** 白丽丽等的《护士触摸舒适感的现状调查及其影响因素分析》③
>
> **例4** 付莉莉等的《基层医疗机构护士工作任务的调查研究》④

其实，类似人文修养、医院负性事件、用药知识、病人需求等方面的问题，你可能也曾遇到过，只是尚未萌发进行调研以探求解决之道的念头。调研作为一种科学的认识活动，在实践中选择研究课题是最实用且有效的方法。只要你选择的主题在内容上不重复别人的旧论，能够在某些方面增加读者对护理工作中一些现象的理解，提供一种新的观点或认识问题的角度，就足够了。如前文提到的葛文德是哈佛大学医学院和公共健康学院的双料教授，是白宫最年轻的健康政策顾问，也是《时代周刊》2010年全球"100位最具影响力人物"榜单中唯一的医生。葛文德建议："勤于统计，统计什么不重要，你只要找到一些自己感兴趣的点。把统计持续进行下去可能就会有意外的收获。进行统

---

① 刘庚，季菀，王宣，等. 心脏科护士糖尿病用药相关知识掌握情况的调查研究 [J]. 护理管理杂志，2013，13（8）：555－557.

② 孙萌，郑蔚，张利霞，等. 住院病人对优质护理服务能力需求的调查研究 [J]. 护理研究，2013，27（9C）：2984－2985.

③ 白丽丽，田丽，程秀玲，等. 护士触摸舒适感的现状调查及其影响因素分析 [J]. 中华护理杂志，2018，53（3）：330－333.

④ 付莉莉，陈声宇. 基层医疗机构护士工作任务的调查研究 [J]. 中华护理杂志，2018，53（4）：473－475.

计的目的，其实是让人保持对自身所在领域的专注和观察。"比如，葛文德就曾经统计过，有多少医生会在做完手术后把纱布之类的东西落在病人体内。后来根据统计的结果，葛文德与他的同事设计出了一种自动监管纱布的装置。①

（2）在查阅护理专业期刊中寻找

经常带着问题去翻阅护理专业期刊是一种选题技巧。下面我们从众多可供选题的方方面面中，拎出两个方面为例：

① 从阐述某种新知识的应用方面选题。随着护理学科的发展，不断有新理论、新概念产生，也会有不少交叉学科知识被引进，应用这些新东西进行调查研究，解决实践中的问题可收到良好的研究成果。

譬如，伴随着对"护士核心能力"这一新概念从国外的引进，便有研究者将其编制成可测量的"中国注册护士核心能力量表"，也有不少人以综述的形式对护士核心能力内涵及特征进行系统的介绍和深入地探讨，还有人专门对注册护士核心能力测评量表结构效度进行验证性因子分析。这些都为临床应用性调研奠定了基础。于是涌现出了大量分别应用于"护理本科生与本科学历低年资注册护士""护士硕士研究生""不同教育程度护士"的核心能力调查分析的论文，以及分别用于"人口学变量""不同护龄、职称""不同年龄结构""三级甲等医院""社区护士""某省注册护士""某地区实习护士""军队医院"等的护士核心能力的调查与分析的论文。在护理专业期刊中，以此种方法选题的调研论文层出不穷。

② 从对某种理论作补充论证或扩展研究方面选题。你若长时间关注一个主题，便会发现针对该主题的调研论文在不断演进。

譬如，在"对护士工作满意度的调查研究"方面，后来的调研不但集中在不同护士群体的"现状调查及分析"和"影响因素"方面，而且围绕着"工作满意度"又发散性地开展了与其相关现象的研究。这些研究涉及护士"工作满意度"与"离职意愿""组织氛围""职业价值观""职业生涯规划""积极-消极情绪和幽默""组织公平感""护士长领导方式""组织支持感""心理契约"等关系的调查。

由此可见，不受某种单一模式的局限，从对某种理论或方法进行补充论证或扩展研究方面选题，不失为一种好方法。

2. 选题原则

（1）创新性

所谓新意，简单地说就是从你的调研中能看到新的方法、观点、趋势或启发。怎样

---

① 《得到》App《每天听本书》，文晶解读《医生的精进》（阿图·葛文德著，李璐译，浙江人民出版社，2015 年）.

才能做到力避雷同使调研论文有新意呢？一个有效的方法——打开思维疆界，别死盯着一只羊薅毛。你可以尝试着从下面几个方面选题。

① 开放式理论创新，即引用某一新概念于护理调研中，以此推动护理理论发展，促进护理人员知识更新。近年来，心理学、教育学、管理学、脑神经科学、社会学、哲学领域的前沿理论不断涌现，诸如感召力、先发影响力、应该思维、教练型领导力、自我训练、自律力、沟通能力、护士特质……仅以"工作清单"为例，用葛文德的话说：清单的精髓不是罗列事项，然后去打钩，而是改变你的价值观。医务人员常犯的错误有两类：第一类错误是"无知之错"（因为没有掌握相关知识）；第二类错误是"无能之错"（没有正确使用这些知识）。① 现在设想一下，你能通过调研把复杂的工作简化、制订出一份有效地避免出错的工作清单吗？

也许冯翔等撰写的《护士主导的喉癌术后患者随访清单的制订》② 一文会对你另有启发。该研究基于德尔菲法针对喉癌术后患者随访的内容，制订了包括生理状况、情感状况、社会或家庭状况、功能状况 4 个维度的随访清单。

② 调研方法创新。调研方法创新，指的是通过深思熟虑，对调研流程的某个环节，如对象的选择（抽样）、调查问卷的设计以及统计分析等进行微小的方法改进，使之成为创新的部分。例如，改进传统的纸制问卷调查方法，应用新近兴起的电子邮件、微信、朋友圈或医院自媒体平台发送问卷进行调研，解决了以前不敢想象的跨地区、跨省市大样本调研的难题，从而增加了调研结果的可信度。举几个实例：

例1 魏永婷等撰写的《30 个省份恶性肿瘤手术隔离技术执行情况的现状调查》③

例2 邵静等撰写的《不同经济区域护理职业环境的对比研究》④

例3 金颖等撰写的《加速康复外科指南在我国 25 个省份三级甲等医院妇科的应用情况调查》⑤

---

① 《得到》App《每天听本书》，成甲解读《清单革命：如何持续、正确、安全地把事情做好》（阿图·葛文德著，王佳艺译，浙江人民出版社，2012 年）.

② 冯翔，田俊，王斌全，等. 护士主导的喉癌术后患者随访清单的制订 [J]. 中华护理杂志，2018，53（8）：956－961.

③ 魏永婷，吴秀红. 30 个省份恶性肿瘤手术隔离技术执行情况的现状调查 [J]. 中华护理杂志，2018，53（9）：1060－1065.

④ 邵静，叶志弘，汤磊雯，等. 不同经济区域护理职业环境的对比研究 [J]. 中华护理杂志，2018，53（3）：334－335.

⑤ 金颖，李幸霞，齐佳燕，等. 加速康复外科指南在我国 25 个省份三级甲等医院妇科的应用情况调查 [J]. 中华护理杂志，2018，53（9）：1084－1088.

③ 调研工具创新。通常，我们在调研时最初的想法总是规范的、传统的，但是只要你动一下脑筋，把对先前知识的理解与自己的经验和经历相连接，能达到迁移应用的时候，创新的想法就形成了。比如，在调查问卷设计方法方面的创新：何丽芳等在《中青年脑力工作者预防腰椎间盘突出症知信行的调查研究》[①] 一文中，在查阅文献结合实地调研的基础上，自行设计调查问卷初稿，经 2 次预调查和 3 轮专家论证，反复修改形成正式的调查问卷；许妹仔等在《护士同事间心理暴力的现状及其影响因素研究》[②] 一文中，在参考国内外文献自行设计问卷的基础上，还结合国外的自评量表进行了调研。

另外，在调研数据统计方法创新方面，除了采用简单、常用的"例、频率、均数、百分比、标准差"进行描述外，不少作者根据研究需要还使用了更严谨可靠的"检验水准、相关分析、多元线性回归分析、单因素分析、t 检验、u 检验"等进行描述。

综上所述，创新没有固定的模式，大多是从现有知识中组合出的一组新要素，大家可以在学习借鉴中提高创新能力。

④ 实用性、可行性。是指具备完成调研所需的主、客观条件。在主观上，要充分掌握与主题相关的知识，据此设计出调研必需的各项流程和方法，获得真实、准确的结果。同时，要周密思考以确保调查内容接地气，能确实解决实践中的问题，避免盲目引用国外量表，以免造成由文化差异所致的水土不服。

在客观上，要慎重考虑实施条件。譬如，资金或时间是否充足，是否具备协作条件（尤其是跨医院、跨省市的调查），对调研及数据统计人员的培训是否达标等。

第二节 写作前的准备

写作前的准备，指的是从构思到论文成稿之前需要完成的全部准备。对于调研性论文来讲，所谓构思，不单单指对论文框架的构思，还包括对论文形成之前调研流程的构思。

常规的调研流程：认识研究背景（历史及现实情况）→明确调研的主题→方案设计→收集信息→统计分析→论文形成。

形成论文时，其框架结构是：标题、导言（前言）、方法、结果、讨论、结论、参考文献。

---

① 何丽芳，甘香，郑玉仁，等. 中青年脑力工作者预防腰椎间盘突出症知信行的调查研究 [J]. 中华护理杂志，2018，53（8）：996 - 999.

② 许妹仔，陈渝，曾丽娟，等. 护士同事间心理暴力的现状及其影响因素研究 [J]. 中华护理杂志，2018，53（12）：1439 - 1443.

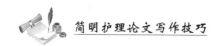

闭门造车是撰写调研论文的克星。只有灵活运用各种资源，制订出一整套严谨的调研方案并实施，才能获得完整且独立的调研数据，从而写出一篇好论文。

一、确定调研的主题

调研的主题，即你要通过调查研究来回答或解决的那个问题，也是下一步要撰写论文的主题。只有事先搞清楚并确定了主题，才能确保研究的方向、研究的范围与收集资料的方法互不偏离，少走弯路。

通常，调研主题也许是在别人研究成果的启发下，也许是根据某一理论、某一概念，也许是受工作中某些人和事物的触发而确立的。无论属于哪种情况，你都要设法收集更多的相关资料，掌握更多调研对象的背景信息。如果你对所调研的主题及相关信息所知不多，最好还是先做好知识准备，避免因知识不足（即缺少某些与自己想要解决问题相关的知识）导致调查盲目、过程曲折。

打个比方，假如你想调研与护士工作满意度相关的主题，那么你起码要知道以下几点：

① 工作满意度是如何被界定的？

② 抽样的方法有几种？哪种更适合你？

③ 调查工具（即调查表）是自己设计、借用现成的量表，还是两者结合共同应用？目前可借鉴或使用的量表有几种？

④ 选择哪种统计方法或统计软件？

除此之外，你还要了解与工作满意度相关的哪些方面已经有人研究了，读一读他们的文章。这不但会拓宽自己的思路，还有助于你站在别人的肩膀上，从独特的角度选定调研的主题。对大多数人而言，这是一个不断推翻一个又一个想法，逐渐催生有创新想法的过程。

二、选择调查对象的方法

由于在护理调研中难以做到对总体（符合被调查条件的全体）进行全面调查，所以普遍采用抽样调查的方法。抽样调查，就是从总体中选出一部分对象（样本）作为总体的代表，用以推论和说明总体特征，是一种目的在于了解全面情况的非全面调查方法。获得样本的过程就叫抽样。抽样调查的前提是样本包含于总体之中并且与总体具有同样的特征。

1. 抽样方法的种类

为了成功地进行抽样调查，做到所选取的样本能够代表或推导总体，你首先要界定调查的总体，确定抽样的方法。目前，我国护理人员最常用的抽样方法有以下两种。

（1）方便抽样

方便抽样又叫就近法，为一种非概率抽样，是调研者根据自己的主观经验以自己方便的形式，从总体样本中选择那些被判断为最能代表总体、离自己最近、最容易找到的人作为调查对象的方法。相对来讲，它是一种比较经济有效的研究方法，但因未考虑抽样等概率原则，故产生误差的可能性也大。

通常由于护理调研人员对调查总体十分了解，凭借工作经验能判断出适合作为样本的对象，所以此种抽样方法被广泛地应用于下述方面：

① 将参加某一护理培训班的学员、参加某一护理学术会议的人员作为方便抽样的对象。

② 将起自某年某月、止至某年某月的病人作为方便取样的对象。如门诊病人、住院病人或家属、手术病人、脑出血病人、恶性肿瘤患儿等。

③ 将起自某年某月、止至某年某月的护理人员作为方便抽样的对象。如某科室、某医院或某省（市）几所医院的注册护士，新入职的护士或实习护士，某校的护理本科毕业生或研究生等。

（2）随机抽样

随机抽样是指依据概率论的基本原理，按照随机原则进行的抽样。随机抽样不但能保证总体中的每一个成员被抽取的概率相等，而且任何一个成员的入选与否都不影响其他成员。该抽样方法能避免抽样过程中的人为误差，保证样本的代表性。

① 简单随机抽样。在随机抽样中最常用的概率抽样方法。它是直接从含有 N 个个体的总体中随机抽取 n 个个体组成样本（N > n）。具体来说，可以有两种选择：当总体个体少时，可用抽签法；当总体个体较多时，可用随机号码表法。简单随机抽样的优点是，可以简化抽样的烦琐程度，排除主观挑选样本的可能性，使抽样调查有较强的科学性。

② 整体抽样（整群抽样）。将总体按某种标准划分为一些子群体，用随机方法从总体中抽出若干子群体，将抽出的子群体中的所有个体结合起来构成样本。例如，将全省（或某一家医院）护士作为总体，以医院（或科室）为标准划分子群体，随机抽取几家医院（或几个科室）作为子群体构成样本。其优点是利于扩大抽样规模，简化抽样过程。缺点是子群间异质性越强，同样规模的样本对总体的反映就越差。所谓异质性，就是总体在各种变量上的分布分散，波动性大。

③ 多层次抽样（类型抽样）。先将总体中的所有个体按某种标志划分成若干层次，然后在各层次中，采用简单随机抽样的办法，抽取子样本，最后将这些子样本合起来构成总的样本的方法。例如，以护理院校的学生为总体，以年级为标志分层，以班级为子样本进行随机抽样，每层抽取几个子样本，将所有的子样本相加作为调研对象。或者以

医院的等级或护士的职称、护龄、学历等为标志分层。需要强调的是，如果某层次的子样本较少，为了减少误差，应按比例抽取。此法便于了解总体内的不同层次的情况，可以对总体内不同层次进行单独研究或比较。另外，它可以在不增加样本规模的前提下降低抽样误差。

④ 系统抽样（等距抽样、机械抽样）。把总体的单位（一次直接抽样所使用的基本单位如班级、科室、个人）进行编号排序后，再算出某种间隔，然后按这个固定的间隔抽取单位的号码，将这些基本单位合起来就构成了总体的样本。

上述四种抽样方法可以单独使用，也可以两者结合起来并用。比如，对于范围较大的调研可以先用整体抽样，在整体抽出的子群基础上再分层抽样。关于抽样，查尔斯·惠伦的一段话会让你过目不忘，他说，不管你采用什么方法，核心理念就在于一个合理采集的样本会呈现其背后的人口特点。从直觉出发，就像从一锅汤里舀出一勺进行品尝，如果之前搅拌得充分均匀，那么这小小的一勺汤足以告诉你整锅汤的味道了。①

2. 调查方法及人数的选择

（1）调查方法

相对于电话调查、网络调查（电子邮件、手机）等方法，现场问卷调查是最常用的调研方法。它是在现场以调查表书面提出问题的方式来收集资料，被调查者意见不易受调研人员的影响，填写时间充足，调研人员经验之间的差异对调研质量影响不大，回收率较高。

除了现场问卷调查，快递和网络调查也可作为一种选择，其优点是能扩大问卷调查的地域范围，但需花费更多的经费和时间。

（2）调查的人数

关于调查人数，没有严格规定，可以根据自己的调查目的和主题，以及人力、经费、时间等主客观条件从下述方法中选定。

① 经验法则。根据自己预调查或他人抽取样本所积累的经验，遵循随机、可行性原则抽取样本。目前，它是护理调研中最常使用的方法。切记，你对调研结果要求越精确，所需样本量越大。

② 比率原则。可依据样本量应为自变量个数的 5～10 倍的原则。比如，营晓等在《术后机械通气患者吸痰操作疼痛现状及影响因素研究》中，采用此法计算样本量为50～100例。

有人认为，用于大规模的社会调查时，假如总体 >1 000 人，抽样比率为30%；若

---

① 查尔斯·惠伦. 赤裸裸的统计学：除去大数据的枯燥外衣，呈现真实的数字之美 [M]. 曹槟，译. 北京：中信出版社，2013：136.

总体 >10 000 人，抽样比率为 10%；如果总体 >150 000 人，抽样比率为 1%。

③ 公式计算法。此法计算起来比较复杂，护理调研中很少有人使用，在此不多做介绍。

3. 调查工具的选择

在护理调研中，问卷调查是获得研究数据的最有效工具，包括自制问卷和各种编制好的测量量表。

（1）自制问卷

自制问卷是调查者根据调研主题自行设计、编制而成的问题表格，通过分发、邮递或网络途径发给被调查者，请其填写答案，然后回收整理、统计和研究。需要注意的是，调查对研究者来说是必须要做的，而对被调查者来说却不尽然，他们可能不在意或将其视为负担，所以要精心设计并附有调研说明、指导语和致谢的语句。这样，无论是个别邮递、网上发送还是现场集中填答，被调查者都能了解调查的意义和要求，自愿（知情同意）、按时地填写完成，避免因解释和说明不到位而致调查资料的质量得不到保证或回收率过低。

① 调研说明。除了简短、中肯、明了地说明调查的意义和要求之外，还要注明调查单位或调查者的身份，资料收取的时间、地点和方式，保证被调查者的隐私。对于邮递调查，一般应附上已写好回信地址和收信人姓名并贴好足够邮资的信封，以便于被调查者将填写好的问卷顺利寄回。对于网上调查，要详细准确地填写网址。对于现场集中调查，可由调查人员当场讲解调研说明，针对被调查者的疑问予以解释和指导，尽量消除可能引起的团体压力或相互影响的因素。

② 指导语。指导语是对被调查者填写问卷的各种解释和说明，如概念的界定和打分标准等。假如你要对"护士的核心能力"进行调查，那么首先需要对量表中不好理解的维度和条目做出解释，否则会因被调查者理解上的偏差而造成调查结果的不准确。另外还需说明打分方法，便于被调查者打分时慎重对待。

③ 问卷与答案的设计。主要包括的项目：样本的个人特征（一般资料）、问题、答案和编号。

个人信息项目的设计。　　该设计的目的是掌握样本的总体自然状况，便于与答案结合起来通盘考虑其间的内在联系。在秉持匿名原则的基础上，主要信息包括：性别、年龄、学历、工作年限、职称、编制、婚姻状况、所在科室或医院等。纳入此项的内容应与研究目的紧紧相扣，凡与答案的分析无关的内容均不宜纳入。假如你的调查目的是了解护士静脉输液的风险意识现状，与被调查者的性别和婚姻状况无关，那么这两点自然不应纳入。如果被调查者是病人，则其职业、文化程度、性别、年龄分布都会影响到问卷设计。

确定问卷的类型。 问卷的类型主要有两种：

第一种，封闭式问卷。护理调查大多采用封闭式（闭合式）问卷，即问得比较具体，针对每一个问题都给出答案，要求被调查者选择出一个明确、具体的回答（如"是"或"不是"）。封闭式问卷的题型分为单选题、多选题和打分题。

有时根据调查目的，还可以在封闭式问卷的结尾单列一项开放式问题（只提出问题，不提供具体选择答案）。被调查者能不受任何拘束地填写自己对问题的认识、态度、体验、愿望或建议，为调查者提供多角度认识问题、解决问题的途径。

第二种，开放式问卷。适合在深谈的人际沟通中找出不能用简单的"是"或"否"来回答的问题，它没有固定的答案，可以随便回答。但是为了能与被调查者进行更丰富的互动，调研者需考虑如何才能让被调查者敞开心扉，说出内心真实的想法。

问题的设计。 首先，确定每一个问题的内容，提出的问题要尽量涵盖想了解的所有问题。为达此目的，你一方面可从实践经验中提取问题，另一方面不放过所有期刊或其他方面的信息来源，从中提炼出问题。例如，你的研究目的是了解患者的护理需求，在总结实践经验和浏览期刊的基础上不妨试着再去网上搜索，利用搜索引擎（如百度等）恰巧搜索到一份来自美国约翰霍普金斯医院的患者愿望清单，共10条，其中引发你感慨和共鸣的内容也许有助于完善你的调查表。

最后，要针对设计的每一个问题反问自己：这个问题非常必要吗？表述问题的语言准确吗？是否会产生歧义？能否更简短些？能否在30分钟之内回答完？

答案的设计，即确定每一个问题的回答形式。 答案的设计必须与询问的问题紧密相关。如：护理人员回应呼叫灯及时不及时？答案：A. 及时 B. 不及时。再如：护士为你打针、输液或换药时是否关心你的感受？答案：A. 关心 B. 不关心 C. 不确定。另外，设计的答案必须具有相同层次的关系，避免出现选项内容的包含、重复等。

编号，即确定问题的顺序编号。 赋予每一个问题及其答案一个数字，作为它的代码。排序应有一定的逻辑顺序，符合被调查者的思维程序（如将简单易答的、被调查者熟悉或感兴趣的放在前面）。

用小样本检验。 为了保证问卷所获取的资料能满足研究目的的需要，可以先请几位符合样本条件的人员试填一下调查表，以便了解：问卷内容是否贴切；是否有因阅读或理解能力限制所致的不太理解、为难和顾虑；是否会受调查者期望的影响给出违心或误导性的答案；是否有填写错误、填答不全。修改了这些不足之后便可定稿。调查表的版面设计需清晰，问与答的字体要有区别、醒目，字号大小要适中、有整体感。排好版后就可印发了。

（2）自制量表

假设某一天你读了《卓越教练：卓越领导者如何帮助他人成长》一书，被书中的内容深深打动。其中，作者"当员工的教练型领导，引导员工自己解决问题，让员工郑重对待承诺，对工作有责任感和主人翁意识"的观点对你很有启发，而且每章最后都有具体的执行步骤和管理思路，是一套实践操作性很强的清单。你突然来了灵感，对"领导"这个概念进行了换位思考，觉得高年资护士们也是领导，因为她们每年都要带教新入职的护士和实习的护生。于是你决定自制一份"教练式领导力量表"进行调研。通过调研，既能达到对护士们普及"教练式领导力"这个新概念的目的，又能促进大家在实践中应用。因为教练过程是一个互动的过程，教练自己也需要不断精进，如果大家都掌握了这种技能，创造一种教练文化，那会带来一种什么样的变化呢？

在护理调研论文中，量表包括两种，一种是普通量表，另一种是自评量表。

① 普通量表。该表是一种用于调研者（或观察者）对调研（或观察）对象进行评估、打分，获得详细统计数据并做出判断，进而采取应对措施的工具。前面提到的阿普加（Apgar）量表（表7-2）就是一个典型的例子：

表7-2　阿普加量表（对新生儿出生后 1 分钟内 5 种体征的评估）[①]

特征	分数 0	分数 1	分数 2
心率	无	慢，每分钟低于 100 次	每分钟超过 100 次
呼吸	60 秒内无呼吸	浅，慢，不规则	呼吸均匀，哭声响亮
四肢张力	四肢松弛无力	手脚动作软弱，四肢略屈曲	四肢动作活跃
肤色	皮肤发青或苍白	身体微红，四肢发青	全身微红
对刺激的反应	没有反应	有微弱的反应（皱眉，哭声微弱）	哭声强有力，咳嗽，打喷嚏

注：总分为 10 分。7 分以上，表示婴儿正常；7 分以下，表示婴儿需要外界帮助建立呼吸功能；4 分以下，表示婴儿在危险状态需要立即抢救。

② 自评量表。它是一种由被调研者根据量表中的项目，自己评估后而填写的表格。调研者将量表收集回来后对数据进行统计处理，最终得出结论或应对方法。例如，许仔妹在《护士同事间心理暴力的现状及其影响因素研究》一文中，使用的《工作场所心理暴力行为量表》就是自评量表。该量表共包括 4 个维度：工作中被孤立（10 个条目）；攻击职业地位（9 个条目）；人格攻击（7 个条目）；直接的负面行为（6 个条目）。量表各条目采用 Likert 6 级评分法，"0～5 分"分别代表"从未发生、极少、有时、偶尔、经常、总是"，得分越高，说明护士遭受心理暴力行为的频率越高。

4. 量表的选择

（1）制订量表

① 定义概念。量表的最大特点是将抽象的概念、模糊的印象或感觉拆解为可观察

---

① 摘自搜狗百科.

的具体指标（变量），反过来也可以说变量的来源就是概念。那么什么是概念呢？简单地说，概念是对同类现象的抽象概括。如"心理暴力"就是一个概念，但是读者不知道你具体指的究竟是什么，所以你需要将这个含义不清楚的概念界定得十分清楚，像《工作场所心理暴力行为量表》那样分解成看得见、摸得着的行为或语言。这些可测量的条目，专业术语称为变量。

② 建立概念的维度。如果我们把一个"概念"比喻为一个"漂亮"的小姑娘，你怎样让大家评价她到底漂亮不漂亮呢？抛开内心品质，你可以单从外在的身高、体重、腰围、容貌、肤色等方面（亦可理解为视觉），划出能从整体上全面评价的范围，这就叫维度。用大白话说，就是范围、方面。

③ 建立测量指标。一个维度代表的是一个侧面，如容貌。怎样才能把容貌再拆解成清晰的可测量指标呢？你会想到脸盘、眼睛、鼻子、嘴等条目及其打分标准。例如：

脸盘（圆脸盘3分、长脸盘2分、锥子脸1分）；

眼睛（大眼睛3分、小眼睛2分、眯缝眼1分）；

……

由于你在每个变量后列有供被调查者选择的答案，其中每一个答案对应一个分数，所以不同选项反映变量变化程度的强弱不同。调研者便可通过对变量测量的得分来分析和解释数字之间的关系。现在，请参考一下《护士沟通能力量表》（表7-3），对维度和条目的理解就能更深刻了。

表7-3 护士沟通能力量表（6个维度，59个条目）①

临床沟通能力（维度）	1 很差	2 较差	3—4 较好	5 很好
1. 见到患者，能主动与其打招呼	○	○	○	○
2. 平时能使用亲切的名词称呼患者	○	○	○	○
3. 平时与患者交谈时，能注意语调、语速，使患者听清所讲的内容	○	○	○	○
4. 平时与患者交谈时能注意语调，不让语调伤害患者	○	○	○	○
5. 平时与患者交谈时，能根据患者的文化层次，选择其易理解的词语	○	○	○	○
6. 平时与患者交谈时，能应用礼貌性语言，如"请""您好""对不起"等	○	○	○	○
10. 在给患者进行各种操作时，能积极地与患者进行沟通，了解患者感受	○	○	○	○
11. 即使工作繁忙，也能耐心地与患者交流	○	○	○	○
12. 当患者向我咨询不了解的信息时，能主动向患者介绍其他适合的咨询对象或途径	○	○	○	○

① 摘自：问卷网．https//www.wenjuan.com/j/6rrj2e. 2019 – 1 – 18.

13. 平时与患者交谈时，能表现出与当时情景相适应的表情。如患者痛苦时，表现出关切的表情；患者高兴时，则面带笑容 ○ ○ ○ ○

16. 当患者倾诉其情感体验时，能将自己的感受及时告知患者，以核实感知到的是否正确 ○ ○ ○ ○

29. 第一次和患者见面时，能主动自我介绍 ○ ○ ○ ○

团队沟通能力（维度）　　1 很差，2 较差，3—4 较好，5 很好

7. 对有疑问的医嘱，能主动及时地进行沟通，以确保医嘱的准确性 ○ ○ ○ ○

8. 对有疑问的护理治疗，能主动及时地与当事护士进行沟通，以避免护理事故的发生 ○ ○ ○ ○

9. 能将患者对护理治疗的需求反映给主管医生或主管护士，使患者需求及时得到满足 ○ ○ ○ ○

26. 能与主管医生就患者的治疗进行沟通，以确保患者得到及时有效治疗 ○ ○ ○ ○

27. 能与同组护士就患者的护理进行沟通，以确保患者得到及时有效的护理 ○ ○ ○ ○

28. 能将患者的病情变化及时向医生报告，不延误患者治疗 ○ ○ ○ ○

基本语言沟通能力（维度）　　1 很差，2 较差，3—4 较好，5 很好

14. 平时与患者交谈时，能用关切的目光注视患者 ○ ○ ○ ○

15. 平时与患者交谈时，能适时地用幽默话语以营造良好的氛围 ○ ○ ○ ○

31. 平时与患者交谈过程中，不会突然终止交谈去做其他事情 ○ ○ ○ ○

32. 当与患者交谈时，能排除工作之外的事情的影响 ○ ○ ○ ○

33. 与患者见面时，能保持大方得体的着装 ○ ○ ○ ○

34. 与患者交谈时，能举止优雅、稳重 ○ ○ ○ ○

35. 平时与患者交谈时，能与患者保持合适的距离，让患者觉得亲切而不疏远 ○ ○ ○ ○

情感感知能力（维度）　　1 很差，2 较差，3—4 较好，5 很好

36. 当患者发泄情绪时，能在适当的时候沉默，让患者感受到无声的支持 ○ ○ ○ ○

46. 在护理患者的过程中，能注意观察患者的情绪变化

47. 在护理患者的过程中，能通过患者的非语言行为（患者的表情、目光等）了解患者的情绪状态 ○ ○ ○ ○

54. 与情绪不好的患者交谈时，能引导患者表达其内心感受 ○ ○ ○ ○

55. 当患者诉说其情感体验时，能耐心倾听 ○ ○ ○ ○

56. 当患者诉说其情感体验时，不会随意打断患者　　　○　　○　　○　　○

57. 当患者诉说其情感体验时，能表现出对其所讲内容的兴趣并鼓励患者讲下去　　　○　　○　　○　　○

58. 当患者诉说其情感体验时，能通过适当的方式给予及时反馈　　　○　　○　　○　　○

59. 与情绪不好的患者交谈时，能从患者的角度出发，体会患者的感受，理解患者　　　○　　○　　○　　○

情感支持能力（维度）　　　1 很差，2 较差，3—4 较好，5 很好

……　　　　　　　　　　○　　○　　○　　○

困难情境沟通能力（维度）　　1 很差，2 较差，3—4 较好，5 很好

……　　　　　　　　　　○　　○　　○　　○

好了，现在我们对表 7-2 和表 7-3 进行比较，你会发现它们之间有很大的不同。表 7-2 简明扼要，表 7-3 详细完整。再看看表 7-4，你会发现量表的格式多种多样，而且内容多元、丰富。你自己完全可以根据调研目的、实践经验，参考各种能利用的信息资源，设计出符合研究需要的量表。

（2）借用量表

除了自己设计调查表或量表之外，近年来，还有一种护理人员最常采用的有效调研方法——借用国内外现成的量表。其好处在于可借鉴别人使用的经验，信度（量表的可信程度）和效度（量表的有效性）均比较可靠。目前，常用的量表见表 7-4。

表 7-4　护理调研论文比较常用的量表

编号	名称	维度和条目
1	中国注册护士核心能力量表	7 个维度、55 个条目，Likert 5 级计分
2	中国护士工作压力源量表	5 个维度、35 个条目，Likert 4 级计分
3	护士职业价值观量表	5 个维度、26 个条目，Likert 5 级计分
4	护士工作环境量表	5 个维度、31 个条目，Likert 4 级计分
5	护士职业认同评定量表	5 个维度、30 个条目，Likert 5 级计分
6	护士职业倦怠量表	5 个维度、65 个条目，Likert 4 级计分
7	护士工作满意度量表	8 个维度、38 个条目，Likert 5 级计分
8	护理人员自主学习能力评价量表	4 个维度、34 个条目，Likert 5 级计分
9	护理人员科研能力自评量表	4 个维度、40 个条目，Likert 4 级计分
10	自我效能量表	1 个维度、10 个条目，Likert 4 级计分
11	工作支持量表	2 个维度、20 个条目，Likert 7 级计分
12	工作投入量表	3 个维度、16 个条目，Likert 5 级计分

续表

编号	名称	维度和条目
13	护理专业承诺量表	4 个维度、34 个条目，Likert 4 级计分
14	社会支持评定量表	3 个维度、10 个条目，Likert 4 级计分
15	批判性思维测量量表	7 个维度、70 个条目，Likert 6 级计分
16	付出-获得不平衡量表	3 个维度、23 个条目，Likert 5 级计分
17	护理组织氛围量表	6 个维度、41 个条目，Likert 5 级计分
18	创新行为量表	1 个维度、15 个条目，Likert 5 级计分
19	心理韧性量表	3 个维度、25 个条目，Likert 5 级计分
20	心理授权量表	4 个维度、12 个条目，Likert 5 级计分
21	自我同情量表	6 个维度、26 个条目，Likert 5 级计分
22	情绪智力量表	4 个维度、33 个条目，Likert 5 级计分
23	共情能力量表	3 个维度、20 个条目，Likert 7 级计分
24	护患沟通能力量表	4 个维度、21 个条目，Likert 5 级计分
25	简明心境状态量表	7 个维度、40 个条目，Likert 5 级计分
26	幽默风格量表	4 个维度、25 个条目，Likert 7 级计分
27	多元领导行为量表	4 个维度、32 个条目，Likert 5 级计分
28	杰弗逊共情量表（医护人员版）	3 个维度、20 个条目，Likert 7 级计分
29	心理安全气氛量表	1 个维度、7 个条目，Likert 4 级计分
30	工作-家庭冲突量表	6 个维度、18 个条目，Likert 5 级计分
31	照顾者反应评估量表	5 个维度、55 个条目，Likert 4 级计分
32	生命威胁性疾病家庭照顾者生存质量量表	7 个维度、16 个条目，Likert 4 级计分
33	护士护理伦理决策问卷	2 个维度、48 个条目，Likert 5 级计分
34	心理资本问卷	4 个维度、24 个条目，Likert 6 级计分
35	组织支持感测量问卷	2 个维度、14 个条目，Likert 5 级计分
36	组织冲突量表	2 个维度、9 个条目，Likert 5 级计分
37	护理关怀行为评价问卷	7 个维度、63 个条目，Likert 5 级计分
38	护理本科生临床专业实践行为质量评价问卷	5 个维度、28 个条目，Likert 5 级计分
39	大学生主观职业障碍问卷	6 个维度、37 个条目，Likert 4 级计分
40	本科护生临床学习环境问卷	6 个维度、28 个条目，Likert 5 级计分

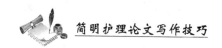

续表

编号	名称	维度和条目
41	病人安全文化问卷	6 个维度、36 个条目，Likert 5 级计分
42	癌症患者支持性照顾需求调查问卷	5 个维度、24 个条目，Likert 5 级计分
……	……	……

三、数据的处理

数据处理，是指对调查所得的数据资料进行综合统计，分析某种现象在一定条件下的数量关系，以揭示其性质、特点及其变化规律。记得大约三十年前，我与他人合作撰写《护理人员撰写论文能力调查》[①] 时，调研数据（如数量和百分比）基本上是使用计算器计算处理的。现在，护理调研则离不开统计学理论与方法的支撑。这足以证明护理调研的水平上了一个新台阶。统计学是一种专门的学问，要学好、用好并不是一件容易事，但它又是得出调研结果离不开的关键环节。若数据处理的方法有误，之前所有的工作都将前功尽弃，所以在调研准备阶段对数据处理的问题要考虑得十分周密。

如果你对统计方面的知识了解得不多，不知道该如何选用适合自己数据分析的统计方法，也不知道如何使用相应的软件，那么我建议你去寻找具有科研经验且懂得统计的合作者。这样，不但能为数据提供严谨的统计结果，还能帮助你解释统计结果的含义。无论你是选择自己刻苦钻研、学习如何处理数据，还是选择与有统计经验的人合作，首先我们都要对处理调研数据的统计常识有一个大概的了解。统计分析包括统计描述和统计推断两部分，前者是后者的基础。

1. 统计描述（又称计数资料）

统计描述，是运用数字和数字运算来总结调研原始数据的最基本的方法。作者通过绘制的统计图、表或计算数据，可以发现样本观察值的分布特征。举一个实例来解释这个专业术语。例如，在田梅梅等撰写的《临床护士共情疲劳的现状及其影响因素分析》[②] 一文中，作者使用 5 种调查工具：一般资料调查表、工作环境调查表、救助人员生活质量量表、成人心理弹性量表和共情量表（医务人员版），向 10 所三级甲等医院临床护士进行问卷调查。共发问卷 1 050 份、回收 1 048 份，剔除无效问卷后共 992 份，

① 李旭，郎慧，赵桂芝，等. 护理人员撰写论文能力调查 ［J］. 中华护理杂志，1990，25（4）：206 - 207.

② 田梅梅，范霖，施雁，等. 临床护士共情疲劳的现状及其影响因素分析 ［J］. 中华护理杂志，2018，53（1）：76 - 82.

有效率为 94.48%。在论文中，作者不可能将 992 份问卷一一摆出来给读者看，必须使用统计描述将这 992 位被调研对象填写的一般情况（如性别、工作年限、婚姻状况、学历、职称、科室）以及工作环境（如夜班类型、工作待遇是否满意、每周工作时间是否过长、每天工作负荷是否过大、竞争压力是否过大、是否缺乏团队协作、是否按时履行带薪休假、近一个月是否受到认可、是否喜欢工作氛围）等项目在一张表中汇总出来，旨在达到两个目的：一是让读者一目了然；二是作为下一步统计推断的重要数据。

那么，怎样才能将那么多人的复杂信息简化为几个能够起到描述作用、可操作、有意义的数字呢？技巧是应用数字运算得出原始数据中的例、频数、百分比（%）的"统计量"。

经田梅梅等统计：共有 992 位被调查者，男性 24 名（占 0.24%），女性 968 名（占 97.6%），护士职称 406 名（40.9%）、护师职称 503 名（50.7%）、主管护师及以上职称者 83 名（8.4%）……另外，中、高危二次创伤发生率为 71.1%，中、高危倦怠发生率为 73.2%，中、高水平共情满意的护士占 93.9%。

在这里强调一句：对纳入统计描述中一般情况表内的项目没有统一规定，可依据你自己的调研目的和被调研对象的特征而定。

2. 统计推断（又称计量资料）

前面，田梅梅等把调研对象一般情况及工作环境的现状统计出来了。但是还未完全达到她们的研究目的——被调研者有没有共情疲劳？疲劳到什么程度？其中哪些因素是造成疲劳的主要原因？那么，怎样才能让数据说话，得出客观的、有价值的结论呢？捷径是依据上述计量资料，应用统计推断的方法来帮助我们解决这些问题。比如，田梅梅等就分别以一般资料和工作环境为自变量，再分别以二次创伤、倦怠、共情满意得分为因变量，应用统计推断的单因素分析法，得出了部分研究结果。之后，又以二次创伤、共情满意、倦怠为因变量，将单因素有统计学意义的变量分别纳入多元线性回归分析……最终得出了三个主要研究结果：第一，临床护士的共情疲劳情况较严重；第二，具有心理弹性水平低、工作负荷大、共情水平低等特征的护士易发生二次创伤；第三，具有心理弹性水平低、工作负荷大、不喜欢工作氛围等特征的护士共情满意度低。[①]

俗话说，一把钥匙开一把锁。统计推断不是一种简单的推算方法，而是一个庞大且具备多种功能的运算系统。解决什么问题、使用哪种推断方法要相互匹配。就像大夫为病人看病一样，除了相关的生化检查，脑部疾病可能还需做核磁、CT 或脑电图等检查，心血管疾病可能还需做心脏、血管照影或心电图等检查，肺部疾病可能还需做核磁、

---

① 田梅梅，范霖，施雁，等. 临床护士共情疲劳的现状及其影响因素分析［J］. 中华护理杂志，2018，（53）：1，76－82.

CT、X 光照相或支气管镜等检查，胃肠道疾病可能还需做胃镜、肠镜等检查……所以，要慎重使用统计软件，只有根据不同的研究目的和计数资料，在众多不同功能的推断方法中选用匹配的推断工具，才能避免将研究结果引入歧途。

3. 自变量

这需要依据你的研究目的给予明确定义。譬如，营晓等的研究结果证明：吸痰操作（自变量）会明显增加 ICU 术后机械通气患者的疼痛强度（因变量）及疼痛发生率（因变量）。此时自变量可分为两种：

（1）可以操纵的自变量，是指研究者能够控制、调节、操纵并有规律地变化的条件。如吸痰操作时，吸痰管的种类、频率、强度等。

（2）不可操纵的自变量，是研究者无法控制和改变的条件。如性别、年龄等。

4. 因变量

因变量随着自变量的变化而变化，是研究者主观上不能掌控的客观因素。如患者在吸痰时出现的疼痛、呛咳等。

5. 相关分析

（1）相关性

在解释这个概念之前，先看一个小例子。有一项研究表明：喝咖啡的人也长寿。这是因果性还是相关性呢？喝咖啡的人和长寿的人高度重叠，但也许他们长寿的原因是喜欢喝咖啡的人相对有钱、有时间，也注重健康。坚持运动，也许才是他们长寿的真正原因。这就是相关性。[①]

从统计学的角度讲，相关性的本质在于检验两个随机变量的共变趋势及共同变化的程度。如果其中一个变量（A）的改变引发另一个变量（B）朝着相同的方向变化，则说明这两个变量之间存在正相关性。反之，如果一个变量（A）的改变引发另一个变量（B）朝着相反的方向变化，则说明这两个变量存在负相关性。还以田梅梅等的研究为例，其研究结果显示：护士竞争压力自我感知（A）越大，二次创伤（B）得分越高（正相关）；心理弹性水平（A）越高，二次创伤（B）得分越低（负相关）。

在相关性分析中，两组变量的地位是平等的（如性别与共情疲劳），不能说一个是因，另一个是果，或者它们只是跟另外第三个变量存在因果关系。由于相关研究没有严格的实验设计控制无关变量，所以不能排除第三种解释。

相关性作为一个统计工具的魅力就在于将两个变量的关联精练成一个描述性数

---

① 《得到》App《5 分钟商学院》，刘润《相关性：我也想把啤酒放在尿片旁边，怎么办》.

据——相关系数。

（2）相关系数（r）

它是两个变量之间相关程度和性质的一个度量值，在 +1.0 到 -1.0 之间变化。其中，+1.0 表示完全正相关，-1.0 表示完全负相关。相关系数越接近 +1.0 或 -1.0，变量间的关联性就越强。如果相关系数为 0.0（或接近该值），表示变量之间不存在有意义的联系。

相关系数不受变量单位的限制，我们可以计算身高和体重之间的关联性，哪怕身高和体重的单位分别是英寸和磅。查尔斯·惠伦对相关系数手工计算过程的介绍非常简明、有趣，方法如下：

首先，计算出两个变量的平均数和标准差。还是以身高和体重为例，我们会得出样本人群的平均身高和平均体重，以及它们的标准差。

其次，对所有数据进行转换，表现为距离（也就是标准差）的形式。假设，样本的平均身高为 66 英寸（标准差为 5 英寸），平均体重为 177 磅（标准差为 10 磅）。如果你的身高为 72 英寸，体重为 168 磅，就表明你高于平均身高 1.2 个标准差，用公式来表述即为 ［（72 - 66）/5］ = 1.2；你轻于平均体重 0.9 个标准差，即 ［（168 - 177）/10］ = -0.9。注意了，在此之前你的身高和体重数据后面还紧跟着单位——"英寸"和"磅"，现在却被转换成了简简单单的 1.2 和 -0.9，单位神奇地消失了。①

然而，现在几乎没人做手工计算了，因为只需要你输入数据，所有统计软件就会自动求得两个变量之间的相关系数。

6. 平均数和标准差

（1）平均数（简称均数）
平均数等于所有观察值的总和除以观察值的个数，代表所有观察值的集中趋势。
（2）标准差
标准差是一个便捷的可用于我们衡量连续变量在均值附近离散情况的指标。② 它代表着所有分数与其平均数之间的平均差值，用它来衡量数据相对于平均值的分散程度。比如，美国 SAT 数学考试的平均分为 500 分，标准差为 100，大部分参加考试的学生的成绩都会在一个标准差范围内浮动（400 ~ 600 分）。你觉得有多少名学生的成绩会高于720 分呢？估计不会有很多，因为这比平均分高出不止两个标准差。当标准差很小时，平均数是整个数据分布的一个很好的代表值；标准差越大，则数据分布越分散，它对整

①　查尔斯·惠伦. 赤裸裸的统计学：除去大数据的枯燥外衣，呈现真实的数字之美 ［M］. 曹槟，译. 北京：中信出版社，2013：73 - 74.

②　理查德·尼斯贝特. 逻辑思维：拥有智慧思考的工具 ［M］. 张媚，译. 北京：中信出版社，2017：139.

组的代表性越小。[①]

（3）平均数和标准差

平均数和标准差，用符号 $\overline{x} \pm s$ 来表示。对于任何一组数据来说，只要知道了平均数和标准差，就能进行统计推断了。你不免会疑虑，它到底有什么用呢？打个比方，平均数和标准差的用处与我们最熟悉的医院生化检验项目中"参考范围"的功能差不多，都是将一系列复杂数据浓缩成一个标准的衡量工具，使我们有了简单易行的比较和判断方式。关于这一点，我是在我爱人住院进行肝癌介入治疗期间猛然感悟到的。当时我爱人贫血，医生需要确定病因是缺铁性贫血还是造血功能障碍性贫血，于是请血液科进行了相关的血清检查。结果：铁，低于参考范围；总铁结合力，高于正常范围；铁蛋白，低于正常范围（见表7-5）。据此，医生诊断为缺铁性贫血。是什么原因引起的缺铁性贫血呢？是饮食中缺铁，还是对铁吸收不好，或是有出血情况？医生结合病人近来频发消化道出血的病史，给予紧急输血以及口服补铁药物。

表7-5　医院检验报告单——生化（标本种类血清）

检验项目	测定结果	判定	参考范围	单位
铁	1.0	↓	11.0—30.0	μmol/L
总铁结合力	70.4	↑	50.0—70.0	μmol/L
铁蛋白	6.1	↓	20.0—200.0	μg/L

由此可见，有了平均数和标准差，你就可以进一步计算这些数据是正态分布还是非正态分布，之后再考虑采用哪种正确的统计方法和工具得到你的最终研究结果。

7. 正态分布

正态分布（又称正态曲线），是统计学里一个最重要、很有用且常见的数据分布形态。其特点是数据的分布是对称的，以平均数为中轴，呈现类似钟的形状，见图7-1。除了钟形曲线，还有尖峰态曲线（狭窄型），看上去像20世纪30年代漫画书上的火箭舱体，有着高峰顶和较短的尾巴；也可见扁峰态曲线（宽阔的），像是一条因吞下了大象而腹部鼓起的蟒蛇，它有着低峰顶和较长的尾部。然而，无论是哪种形状的曲线，只要是符合正态分布，就会有68%的样本值落在距均值正负一个标准差的区域里。[②]

①　查尔斯·惠伦. 赤裸裸的统计学：除去大数据的枯燥外衣，呈现真实的数字之美. 曹槟，译. 北京：中信出版社，2013：31.

②　理查德·尼斯贝特. 逻辑思维：拥有智慧思考的工具［M］. 张媚，译. 北京：中信出版社，2017：133.

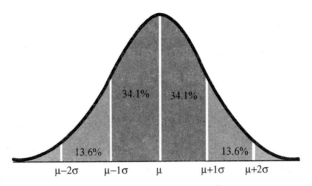

图 7-1 数据正态分布图①

注：中间的那条线代表平均值，通常由希腊字母 μ 表示，标准差通常由希腊字母 σ 表示，每条色带均代表一个标准差

在正态分布中，中数、众数以及平均数都是同一个数。统计学中的许多重要分布，诸如 t 分布、F 分布、x^2 分布等，都是在正态分布的基础上推导出来的。

相反，偏态分布是一条数据集中在某一端而不是围绕在中间位置的曲线。② 通常用一组数据按大小顺序排列后，位于中间位置的那个数的数值——中位数（标记为 M），来描述一组偏态分布资料的集中趋势。

举两个应用实例：

例1 郭玲等在《山东省感染性疾病科护士工作压力及工作倦怠的现状及其影响因素研究》③ 一文中，采用 SPSS 17.0 软件进行统计学分析，正态分布的计量资料采用 $\overline{x} \pm s$ 表示，组间比较采用 t 检验或方差分析；非正态分布的计量资料采用 M（P_{25}、P_{75}）表示，组间比较采用 Mann-Whitney 或 Kruskal Wallis 非参数检验。

例2 徐忠梅等在《老年 2 型糖尿病患者双重任务行走步态特征及其与害怕跌倒的相关性研究》④ 一文中，采用 SPSS 19.0 软件处理数据，符合正态分布的计量资料使用 $\overline{x} \pm s$ 表示，组间比较采用 t 检验；偏态分布（非正态分布）的计量资料使用 M（P_{25}、P_{75}）表示，组间比较采用 Mann-Whitney U 检验。

② 理查德·格里格，菲利普·津巴多. 心理学与生活［M］. 王垒，王苏，译. 北京：人民邮电出版社，2007：40.

③ 郭玲，雀瑛，郝凯军，等. 山东省感染性疾病科护士工作压力及工作倦怠的现状及其影响因素研究［J］. 中华护理杂志，2018，53（12）：1444–1450.

④ 徐忠梅，于卫华，吴梦余，等. 老年 2 型糖尿病患者双重任务行走步态特征及其与害怕跌倒的相关性研究［J］. 中华护理杂志，2018，53（1）：22–26.

8. 回归分析

在护理研究中，有不少是涉及护士个体、护士与医疗团队群体、护士与工作环境以及护士与病人等方面的研究。仅以工作压力对护士身体和心理健康影响的研究为例，类似这样的问题，我们不可能违反人文道德用随机实验的方式设立一个实验组和对照组，通过对实验组施加干预，统计护士付出与获得不平衡到什么程度会产生离职倾向，工作量和工作强度大到什么程度护理差错率会增加，护士工作不满意到什么程度会对职业生涯丧失信心……但是回归分析能帮助我们处理这类问题，在保持其他变量效果不变的情况下，将某个变量的效果分离出来。对我们来说，好消息是应用电脑的统计软件能让回归分析变得触手可及；坏消息是问题的核心不是回归分析的技术部分，而在于分析过程中要用到哪些变量以及如何才能将这些变量的作用发挥到最佳。郭玲等就是对调研数据进行了 Logistic 回归分析，发现每天平均负责患者的例数、群众认可与尊重程度以及年培训次数是感染性疾病科护士工作压力的影响因素。

用一句话总结回归分析的关键作用：可以定量地得到两个变量之间的关系，其中一个可以看作是因，另一个看作是果，两者位置一般不能互换。当有超过一个解释变量的时候，我们通常称其为多元回归分析。其功能是检验一组变量中的每两个变量之间的关系。检验的目的是证明变量 A 影响了变量 B，而除 A 之外的其他任何变量都不会产生这种效果。[1]

当然，回归分析离不开"回归系数"和"标准误差"这两个参数，统计软件都能帮助你完成这一计算。你所要做的是理解其中的原理和意义。

关于数据处理，你首先需要记住的是理查德·格里格的提醒："任何结论都只是一种关于所研究的事件之间可能存在的相互关系的论断，它永远不会是确定性。科学研究中的真理都是暂时的，总会有后来更好的研究资料而被纠正，有更好的假设而得到发展。"[2]

第三节　写作方法

实际上，在精心完成了研究背景、明确调研的主题、方案设计、收集信息、统计分

---

① 理查德·尼斯贝特. 逻辑思维：拥有智慧思考的工具 [M]. 张媚，译. 北京：中信出版社，2017：133.

② 理查德·格里格，菲利普·津巴多. 心理学与生活 [M]. 王垒，王苏，译. 北京：人民邮电出版社，2007：40.

析等各项程序之后，你已经完成了论文的一半。剩下的一半便是将你的做法及其结果以论文的形式表现出来。

一、文章题目的拟订

1. 拟订方法

由于此前调查研究的主题已确定，调查目的和调查对象十分清楚，所以拟订起题目来就比较容易。最简单实用的做法是整合关键词：

第一步，找出与研究对象、研究内容及研究目的相对应的关键词。切记，与研究内容和目的相对应的关键词均可称为"主题关键词"，它们所代表的是作者调查研究的主要问题。

第二步，用陈述的方式将它们描述为具有逻辑关系的短语。通过下面的例子可以反观此种拟题方法的简便与实用：

例 1 　张宇斐等撰写的《护士长多元领导风格对护士工作投入的影响》①

用该方法分析文题，一眼便可看出：此文的研究对象是"护士长"；研究内容是"多元领导风格"（主题关键词）；研究目的是了解对护士工作投入的影响，主题关键词是"工作投入"。

例 2 　赵梦遐等撰写的《三级甲等医院临床护士科研能力的调查分析》②

依照该方法，此文的研究对象是"三级甲等医院临床护士"；研究内容是"科研能力"（主题关键词）；研究目的是"调查分析"（主题关键词）。

2. 文题中常用的辅助词

在调查研究类论文中，最常被用来描述研究目的的关键词有：调查、调查分析、调查研究、调查与对策、相关性研究、相关因素分析、影响因素调查、影响因素分析、影响因素研究等。读者通过以上关键词一眼就能识别出该文章类别。

---

① 张宇斐，李继平，等. 护士长多元领导风格对护士工作投入的影响［J］. 中华护理杂志，2015，50（5）：589－592.

② 赵梦遐，孔令磷，朱利敏，等. 三级甲等医院临床护士科研能力的调查分析［J］. 护理管理杂志，2015，15（4）：283－284.

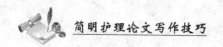

二、开头的写法

1. 写作特点

开头的篇幅占全文的比例最小，通常也就 400 字左右，但它却要传递出与文章主题有关的大量信息。你要尽力使用几句精辟的话，将调研的缘由、目的阐述清楚以吸引编辑和读者的目光。具体包括：为什么做此调查，调查的内容以及旨在解决什么问题。以便大家了解为什么这个问题这么重要、值得研究。

2. 开头的诀窍

开头的写作方法千姿百态，有经验的作者可以根据自己的表达习惯来撰写。对于初学者比较成功且容易掌握的写作诀窍是：首先，以与调查内容或调查目的相对应的主题关键词为切入点，开门见山地将该关键词的概念界定清楚；之后，用它来穿针引线，以一种向读者报告的口气将要述说的主题内容引出来。

3. 实例

现仍以《护士长多元领导风格对护士工作投入的影响》一文为例，说明这种写作诀窍。该文作者直接以主题关键词"工作投入"为切入点，对此概念进行阐释。之后以"工作投入"为主线，引出目前国内外的研究现状（调查的缘由）以及旨在解决的问题（研究目的）。其开头如下：

工作投入是指在工作中表现出的积极的情绪与完满的认知状态，是个体工作潜能的发挥及工作效果优化的重要评价指标，它与员工的工作满意度、工作绩效、留职意愿有显著关系。近年来受到积极心理学和组织行为学的影响，工作投入作为工作倦怠的对立面成为管理学研究的热点。国内研究证实了领导风格对下属组织承诺、工作满意度、自我效能等有影响，且工作投入现有研究大多涉及警察和教师，针对护士较少，研究护士感知的护士长多元领导风格对其工作投入的影响更为缺乏，而领导理论来自西方大型企业高层领导者的研究，能否适用于护理基层领导者仍需探讨。本研究从实证的角度出发，探索护士感知的护士长领导风格对其工作投入的影响，旨在从护士长领导风格角度为提高护士的工作投入提供依据。

三、主体的写法

主体是调研论文的核心部分，主要由对象与方法、结果、讨论三部分组成。其作用：一是将对象与方法、结果、讨论分别作为每一部分的框架标题来承上启下，将主体贯穿在一起；二是将调研对象、方法及从问卷中获得的原始结果与研究者在讨论中的观点、解释和基本结论清晰地分开描述。

1. 对象与方法

也就是阐述收集和统计问卷原始资料的方法。为了简洁、醒目，在此结构框架下，可以将对象和方法分为两个小标题来叙述。

（1）对象（亦称调查对象）

对象，是对总体、抽样方法、样本规模、回收率等的说明。具体包括：调查时间、调查对象及人数；如何从总体中选取的样本（是方便抽样还是随机抽样）；纳入标准是什么；排除标准是什么。以此证明调查对象"代表"了所要研究"问题"的人群（总体）。

阐述这一部分的重要性在于调查对象代表着总体与样本的关系，如若总体不明，则很易引起样本偏差。假设你的调查问卷是在网上或手机上自愿填写的，那么你获得的数据基本来自愿意花时间和精力来表达观点的人，或者是对这些问题有强烈看法的人。因此，该样本不太可能正确地反映目标群体的真实观点。从抽样的角度来说，抽样误差最终会导致推论错误。

（2）研究方法（包括调查工具和调查方法）

研究方法，主要是对调查的方法及主要变量的说明，使得原始资料具有较好的准确性、完整性和真实性。比如，使用的什么调查工具，用哪些指标来进行测量。

① 调查工具：需详述应用的调查工具和项目。例如：一般资料的内容；自我设计问卷的设计方法、条目及记分方法；借用量表的名称、维度、条目、记分方法。

② 调查方法：需说明发放和回收调查问卷的具体方法（如是现场调查还是网上调查），发出和回收问卷各为多少，有效回收率是多少。

2. 统计方法

表面上看，对象与方法部分写起来比较简短，实际上，由于护理中的某些现象很少受单一变量的影响，因此对具体现象的分析往往要涉及多种变量，而在多变量的分析中，统计学是最有效的手段。为了凸显作者在采用统计方法方面的严谨态度，证明调查所得的精辟结论从何而来及其可靠性，此部分阐述的内容主要包括：

① 需准确说明对原始数据是采用何种方法审卷、建立数据库的；使用何种统计软件（如 SPSS、SAS、Excel）进行统计的。

② 计数资料的描述方法（如使用例数、百分比）。

③ 计量资料的描述方法（如用均数 ± 标准差等）；使用的其他分析方法（如 t 检

验、方差分析、相关性分析、回归分析等）也要详细说明。

3. 结果

（1）阐述事实

结果部分是专门用来阐述调研结果的。通常调研者在实施调研之前确立主题时，会对调研结果有一个预判（即假设）。比如关于护士的科研能力，你凭感觉和经验预判从整体上讲护士的科研能力是"较低"的。那么实际调研结果是否如此？是什么原因导致的呢？这就需要作者运用调查所得的确凿事实（变量）、具体数据（变量值）以及其他分析所得数值（如 t 值、P 值、F 值等）来揭示和证明作者的主要论点和结论。

其中涉及的变量，是指可测量的、具有不同取值或范畴的概念，比如学历、护龄都是变量。变量值，即取值。在论文中，你需按照一个变量的变化与另一变量的变化相互之间的逻辑关系，阐明是如何定义这些变量的。

由于调查研究涉及的调查对象广泛、调查内容复杂多样，因此具体落实到某一项调研时需要作者依据调研主题确定变量。譬如，李婷婷等在《护士积极-消极情绪和幽默风格对工作满意度的影响》[①] 一文中确定自变量为积极-消极情绪，因变量为工作满意度。

（2）阐述原则

为了避免在阐述结果时抓不住重点，仅仅停留在对表面现象或原始数据的罗列上，在撰写此部分内容时要把握好下述三项原则：

① 在叙述语言上要保持客观，把统计结果描述得十分清楚，以便读者能够分清它们是客观事实而不是作者对结果的主观解释。

② 分段论述。为了能把研究结果阐述得醒目、清晰，可依据变量的相关性（逻辑关系）将结果分为几个部分，并为每一部分提炼出一个事实性总结的小标题，列于段首。所谓事实性总结，指的是小标题必须是统计数据能够印证的。这样做的好处是，该小标题兼具为下一部分展开针对性的讨论设定话题。

③ 除了文字阐述之外，对于数据统计的结果凡能制作成图或表的资料，尽量用图或表的形式表达，使杂乱无章的数据有规律可循，以呈现出直观、简明、信息量大的特点，帮助读者理解调查内容，做出判断。

例如，任雅欣等在《1 259 名护士工作满意度及其影响因素研究》[②] 一文中，将结果分为 4 个部分，每一部分给予的总结性短语（小标题）分别是：

---

① 金婷婷，章雷钢. 护士积极-消极情绪和幽默风格对工作满意度的影响 [J]. 中华护理杂志，2015，50（4）：450-453.

② 任雅欣，周英，黄美凌，等. 1 259 名护士工作满意度及其影响因素研究 [J]. 护理管理杂志，2015，15（2）：86-88.

1. 护士一般资料（见表 1）

2. 护士工作满意度（见表 2）

3. 心理弹性、应对方式、工作压力与护士工作满意度的相关性（见表 3）

4. 护士工作满意度的影响因素（见表 4、5）

四、讨论的写法

讨论是调研论文中一个重要的组成部分，是能否将调研结果提升为理论高度的关键所在。讨论的深入离不开分析的精辟，它们是相辅相成的。分析不仅能把复杂的数据转化为简明的观点，而且还能为你的结论提供理论支撑。为了分析起来不跑题，步步连贯，要时刻想着你的主题是什么，分析时紧扣主题，阐明为什么能得出这样的结论，理论依据是什么，其中折射出的问题意味着什么。

切记，虽然统计数据在分析的过程中具有很强的概括力和表现力，但是对读者而言，单独的数据没有任何意义，要放到具体的情境中才能揭示出其蕴藏的含义。

对于初学者而言，撰写讨论部分最大的困扰是不知道该如何下手写，也就是说不知道该写什么和怎么写。

1. 写什么

如果说，在结果部分阐述的重点是关于总体或某种现象的某些特征，那么在讨论部分阐述的重点则是为什么会这样。因此，讨论部分的写作重点很明确，就是挖掘结果背后的影响因素及其应对措施。

由于在前面的结果部分你已经根据统计分析将调查结果划分成了几个部分，并分别提炼出了小标题，为找到问题的原因和解决问题的方法奠定了基础，所以讨论起来比较容易紧扣主题展开话题，而且也有据可依。

例如，任雅欣等在讨论部分重点论述了两个问题：

① 护士工作满意度处于一般水平

② 护士工作满意度的影响因素分析

2. 怎么写

第一步：从调研结果中提炼出自己的结论或观点，以此为小标题，围绕着每一个结论或观点展开阐述和论证。

第二步：讨论一般从告诉读者你从研究中掌握了什么开始。可以围绕自己的观点，明确阐述你的假设是否得到验证；也可以围绕他人的研究结果，阐述你是否证实了他人的一种观点或推翻一种观点，并找出与其观点相同或不同的原因。

第三步：探讨调研结果背后的原因以及与影响因素之间的关系。其中，最重要的是阐述作者判断的部分，即在整个论述中你所做出的肯定与否定的判断，以及做出这种判断的理由。由于在相关分析中，相互联系的现象之间可能存在着一定的因果关系，有一因一果、一因多果以及多因多果，因此这种判断要建立在定量分析（如多元回归分析）的基础上。讨论的目的之一就是寻找事物之间的关系，旨在提出有效的解决方案。

当然，这三步并不是前后固定、泾渭分明的，相互间可以逾越或融合。你可以根据写作需要灵活运用。

如任雅欣等在讨论部分"护士工作满意度的影响因素分析"的小标题下，以5个影响因素为层次小标题，并在段首做出了简明的结论性判断。之后再分别用一个段落的篇幅进行分析并提出应对措施：

1. 医院级别。所在医院级别越高的护士，工作满意度越高，与相关研究结果一致……

2. 值夜班情况。夜班次数越少的护士，工作满意度越高……

3. 心理弹性。护士的心理弹性越高，工作满意度越高，与国外研究结果一致……

4. 积极应对。越多采取积极应对方式的护士，工作满意度越高，与相关报道一致……

5. 工作压力。护士的工作压力越大，工作满意度越低，与相关研究结果一致……

值得一提的是，你若觉得有必要，也可以将"应对方法"单独列出，作为主体架构的一部分，放在讨论部分之后论述。

五、结论或结尾的写法

通常，这个部分的写法有三种：

第一种，最常见的结尾方法，即以讨论的结尾为全文的结尾。

第二种，另起一个段落，以一个独立的结束段为结尾。

第三种，作为构成全文的一部分，与开头相对应，以"结论或小结"为标题，用一个完整的结论段为结尾。

使用第三种结尾方法的好处是开头和结尾能相互照应，达到文章结构完整、总结全文的主要观点、进一步深化主题的效果。但是，如果掌握不好写作要点，简单化地滥用，比如只是在文字上对讨论的重复，那就毫无意义。

第三种结尾的写作原则是简短（200~300字），画龙点睛，深化主题，引发读者的进一步思考。作者可以视自己的具体情况采用多种写法。初学者不妨从下述三个方面入手，选择适合自己写作的内容：

① 该研究结果对实践的意义。

② 提出该研究尚存在的问题。比如自己的结果可能存在的缺陷或不足，以及应用该结论时需具备的条件及所受的限制。

③ 对该主题调研的展望。如该研究仍未能解决却又应引起重视的问题，或在研究中新出现的问题，从而提出继续调研的希望和建议。

六、参考文献

详见第十章。

第八章

质性研究论文的写作

第一节 | 基本概念与选题

　　读完第七章，看到"质性研究"你可能会有一个大概的印象，那就是调查研究这个家族有两个成员：一个是量性的调查研究，亦称定量研究；另一个是相对于量性而言的定性调查研究，亦称质性研究。由于这两种研究及写作的方法不同，所以我觉得有必要将质性研究单独列为一章，便于详细讲述它的基本研究方法和写作技巧。

　　质性（定性）研究，原本是社会科学领域的经典研究方法。然而，近二十多年来越来越多基础与应用学科的工作者将质性研究引入自己的研究领域，这已经成为一种国际趋势。20 世纪 90 年代，由于工作需要，我每天都阅读英文原版护理期刊，第一次读到的质性论文是一位美国肿瘤科护士 Primomo 撰写的，内容是关于她患乳腺癌的母亲临终前如何在家里度过，如何在家人陪伴下安详地死在他父亲怀里的观察研究。作者从而得出"护士帮助临终病人及其家属认识和表达每个人的情感需要是非常重要的"的结论。① 当时我很纳闷，国外的护理专业期刊怎么还刊登这类文章？进入 21 世纪后，质性研究在我国护理领域已经成为一块正在被开垦的新园地，不但护理人员进行了勇敢的探索，撰写了大量质性研究论文，而且很多护理专业期刊编辑部也敞开了怀抱，不断有质性研究论文被发表，结出一个个硕果。

---

① 李秀丽，计惠民. 护士在护理慢性致命性疾病病人中的作用［J］. 国外医学·护理学分册，1998，17（2）：81.

一、基本概念

1. 什么是质性研究

由于质性研究的范围非常宽泛，方法也比较多，目前国内外对它还没有形成一个权威、明晰且确切的定义。我们可以把它简单地理解为，凡在自然条件下无法用量化的方法精确表达，需深入挖掘某种现象、行为、观点、感受等背后的根源是什么，是如何发生的，有什么意义等的调查研究都属于质性研究。

2. 质性研究的方法

质性研究的方法很多，概括起来主要有观察、访谈、文献分析三种，以及对其中两种或三种方法的综合运用，互相取长补短。

（1）观察研究

观察，是研究者根据研究目的采取耳听、眼看的方式或借助各种摄像录音器材获取被调查者第一手资料的调研方法。在实际观察中，调研人员需要一边用眼睛和耳朵去收集信息，一边记录正在发生的行为或状况。最终达到从观察资料中归纳出经验概括，再从经验概括上升到理论的目的。

观察看似简单，但很容易只看到表面现象。为了避免出现"看见，不等于看清""看清，不等于看懂"的情况，亨宁克等认为研究人员需要思考和确定观察内容、观察时间、观察对象及记录方式，观察的重点和地点通常取决于研究问题和观察目的。在进行观察时，研究人员系统地观看、倾听、质疑和记录人们的行为、表情和互动。而且还要将人们所在的社会环境、场所和背景记录下来，用于了解和解释人们在特定环境下的行为，解释潜在的社会规范和价值观。①

观察研究的类型包括：研究者完全参与、研究者完全隐形（非参与式）或使用摄录设备。上面提到的 Primomo 的例子属于研究者完全参与式观察。下面咱们再看一个研究者非参与式的例子。Medsci 在《同情是一项重要的护理技术》一文中写道：

在我的职业生涯中，我仍然记着那重要的时刻：当时我工作在一个繁忙的外科病房。我努力完成所有的任务，给病人洗浴、按时为病人服药，我满足了病人所有的需要。我为我的工作效率而自豪，这在领导的评价中经常被提及。在这特殊的一天，我太累了，写完了护理记录正要回家。突然，我看见一位同事正同一个病人及家属坐着，我

---

① 莫妮卡·亨宁克，英格·哈特，阿杰·贝利. 质性研究方法 ［M］. 王丽娟，徐梦洁，胡豹，译. 杭州：浙江大学出版社，2015：147－159.

无意中听到他们对我同事的令人愉快的护理表示感谢。

"不用谢",听到这话使我停下来。我不禁问自己,我的护理与她有什么不同?为什么她得到了赞扬?经过反思,我认识到了我们之间的不同是与病人的沟通和联系。她在护理中充满了同情,几乎忘记了他们是病人和家属,她的工作风格是"与病人同在(being with)"而不是"为病人做什么(doing to)"。

从那一刻起,我的护理方式开始改变了。我开始思考在护理中使用同情的艺术。我尝试着为病人完成每一项工作,并努力寻找怎样用富有意义的方式与病人联系。当我能与病人及其家属沟通的时候我感到非常满意,我为他们提供了在医院不同的经历。

你是一个好护士吗?唯独病人能告诉你。我相信我是一个好护士,因为我在护理中对病人富有同情心。[①]

除了上述对单独个人的观察之外,对多数人的观察研究也不少见。比如:对门诊大量等待护理处置的病人及其家属的行为、互动、情绪和话语的观察研究;或者对新进入临床实习的护生怎样与接受其处置的病人打招呼,病人的反应如何的观察研究;或者对同事之间(护士与护士、护士与医生)在实践中如何互相交流、理解和配合的观察研究。作者可从中发现存在的不足,找出改进的方法。做观察研究时,为了获得并及时记录现场正在发生的真实情况,以利于事后反复回忆、理解和思考,最好设计出实用的观察记录表(A4 纸大小)。

观察记录表分为两种:一种是结构式观察表,即按照设定的观察程序,采用内容明确且固定的提纲表格对现象进行记录。还有一种是非结构式观察表,即没有统一、固定不变的观察内容,完全依据现象自然发生、发展和变化的过程进行记录(参见表 8-1)。

表 8-1 观察记录表

时间	地点	观察对象	所见所闻	分析、备注

(2)访谈研究

说到访谈,你不会感到陌生,因为在许多视听节目里你一定看过专题访谈或个人访谈,就是主持人事先有计划、有准备、有安排地会见被访者并与其交谈。这在护理论文写作中是访谈研究的前半段工作。接下来是重要的后半段工作——把收集到的访谈资料作为一个整体进行归纳和分析,揭示和解释从中的发现,再逐步提炼形成自己的结论或

---

① Medsci G H. The day (1): Learnt that compassion is a vital nursing skill [J]. Nursing Times, 2004, 100 (11): 18.

理论判断。

多年来，各学科工作者从研究实践中创建和总结出不少访谈方法，并冠以各种名称，诸如：正式访谈、非正式访谈；个案访谈、典型案例访谈；无结构访谈（又称深度访谈）、结构访谈、半结构深度访谈、焦点小组访谈……其研究结果可以选择不同的途径发表，譬如学术论文、专著或讲座。目前在护理访谈研究中，被普遍使用的是半结构深度访谈和焦点小组访谈。

① 结构访谈

所谓结构访谈，直白地说就是研究者事先将要问的问题设计出来，以确保能包括研究问题的所有主要部分。采取口头询问和交谈的方式，向被调查者（即被访者）逐一提问，同时根据被访者的回答在调查问卷上选择合适的答案。通常用来作为了解社会情况、收集有关社会现象的资料。这样总结出来的经验具有一定的普遍意义。

② 无结构访谈

无结构访谈（即深度访谈）则与结构访谈相反，事先没有设计好的问卷和固定的程序，仅有一个访谈的主题或范围。研究者与被访者围绕这个主题或范围进行一对一的自由交谈，同时进行录音和记录，以备下一步深入分析研究；其优点是谈话方式比较灵活，好的深入访谈能让研究人员产生新的想法和新的概念。缺点是概括性较差，信度较低，所需时间也较长，而且研究人员需要具备较高的访谈技巧。

③ 半结构深度访谈

半结构深度访谈不但具备结构访谈的特点，以问卷的方式确保访谈不偏离主题，而且还具备深度访谈的特点，研究者能倾听并且领会被访者按照自己的思路陈述的内容，当研究者无法领会被访者的意思时，可以进一步提出问题以便获得明晰而精确的理解。半结构深度访谈适用于讨论范围比较狭窄、寻求一定深度的话题。切记要做好录音和记录。如果访谈所提供的信息都是研究人员已知的，说明访谈提纲的问题开放性较差。下面举一个半结构深度访谈的例子：

黄天雯等在《西藏自治区县级卫生服务中心护士工作体验的质性研究》中，以半结构深度访谈法，对 10 名护士进行了访谈，每人访谈时间为 30~45 分钟。在文献研究的基础上，根据研究目的制订访谈提纲，主要包括：① 请谈谈您目前的工作感受，您满意和不满意的方面是什么？② 您遇到的最大困难是什么？压力主要来源是什么？主要表现是什么？您如何应对？③ 您对工作的期望是什么？④ 您对改善西藏自治区县级卫生服务中心的护理水平有什么建议？

结果：通过对 10 名护士转录稿的编码、摘录、解释，提炼出临床护理感受、压力与应对、期望与支持 3 个主题，最终得出 4 个结论。① 县级卫生服务中心护士有良好的工作体验。② 县级卫生服务中心医疗条件和护理环境需要进一步改善。③ 县级卫生服务中心护士的护理知识和技能有待提高。④ 县级卫生护理中心应增加对护士的人文关怀。①

④ 焦点小组访谈（也称焦点小组座谈）

焦点小组访谈，即研究者预先确定好访谈的时间、地点、某一特定的访谈话题（如探索性、解释性、评估性或政策导向问题）以及数名被访者，由研究者或一位训练有素的主持人引导大家讨论。讨论的重点不是他们的个人经历，而是各自对访谈主题的观点和看法，通过被访者之间的互动（甚至争论），使讨论的主题内容不断深入。研究者在录音并做好访谈记录的同时，还需备注自己在访谈过程中的感悟、评价、认识、理解等内容。最终汇总、分析这些收集到的一手资料，构建新的观点和结论。下面也举一个实例，以便于掌握这种研究方法的概况。

王韧等在《ICU 专科护士对临床实践学习认识和体验的质性研究》② 中，对 13 名研究生层次的 ICU 专科护士培训班的学员进行了集体焦点访谈。访谈总时间约 3 小时。研究者事先根据研究目的拟订访谈提纲，问题包括：① 你如何评价实习的地点和时间安排？② 你如何评价实习的教学内容和教学形式？③ 你如何评价实习的带教教师？④ 你如何评价实习的考评方式？⑤ 你实习的主要收获和建议有哪些？

结果：研究者亲自把握访谈、录音并逐字转录成文字资料的重要环节，运用 Claizzi 七步资料分析法，最终形成了反映大部分受访者对临床实习认识和体验的 9 个主题。其中，实习反馈方面 6 个（外院实习的赞同、实习时间的可商榷性、实习内容的新颖性、培养方式的多样性、带教老师的影响性、考评方式的待统一性），实习带来的改变方面 3 个（知识的更新、分享交流的机会、思维的改变）。从中研究者提炼出 3 个结论：① 实习方案较能契合专科护士核心能力要求。② 带教师资的稀缺和角色重叠给实习质量造成一定负性影响。③ 实习时间和地点的确定尚在摸索阶段。

（3）文献研究

利用文献进行质性研究也是一种常见的方法。用以研究的文献来源非常宽泛，具体包括期刊、专著、年鉴、病历记录、视频、音像、照片，甚至日记等。我举两个实例，开阔一下大家的思路。

例1　罗丹等撰写的《炎症性肠病患者自我管理体验质性研究的系统评价》③ 一文，以期刊文献为研究对象，从摘要中你能看到：

目的　整合相关质性研究，系统评价炎症性肠病患者自我管理过程中的体验。

---

① 黄天雯，白玛曲措，李娜，等. 西藏自治区县级卫生服务中心护士工作体验的质性研究 [J]. 中华护理杂志，2018，53（9）：1100－1103.

② 王韧，富晶晶，夏海欧. ICU 专科护士对临床实践学习认识和体验的质性研究 [J]. 中华护理杂志，2016，51（7）：814－818.

③ 罗丹，林征，卞秋桂，等. 炎症性肠病患者自我管理体验质性研究的系统评价 [J]. 中华护理杂志，2018，53（1）：41－47.

方法 检索 PubMed、Embase、Science Direct、Web of Science、PsycINFO 以及中国生物医学数据库、万方、中国知网、维普数据库中从建库至 2017 年 3 月 31 日相关的质性研究。文章质量评价采用澳大利亚 JBI 循证卫生保健中心（2008）质性研究质量评价标准，采用汇集性整合的方法进行结果整合。

结果 共纳入 6 项研究，提炼 35 个完整的研究结果，归纳出 9 个新的类别，得到 3 个整合结果。① 医疗管理：患者持续进行医疗行为调整和疾病知识积累，采取多元化的方式控制疾病，努力维持疾病缓解状态；② 情绪管理：患者通过应对炎症性肠病带来的诸多压力和负性情绪，以积极的心态面对生活；③ 角色管理：患者不断进行认知、行为的调整来适应自己的患者角色，并努力维持生病前的日常生活角色。

结论 炎症性肠病患者自我管理涉及多个方面，情绪管理经常被忽视。护理人员应针对患者自我管理过程中的薄弱环节，给予指导和支持，帮助其更好地管理疾病。

例2 李斯俭等撰写的《采用行动学习法提升护生灾害应对能力的应用实践》① 一文，以反思日记为研究对象，通过摘要你会有更多的了解：

目的 探索和分析运用行动学习法进行救生包教学过程中，护生的体验和反思。

方法 采用行动学习法，收集护生的反思报告资料，并采用质性资料内容分析方法进行分析。

结果 93 名护生在行动学习救生包过程中，从最初准备无序阶段到有序阶段，最后实现目标。在这个过程中，护生不断反思，由浅入深，始终紧紧围绕如何解决问题这一中心。

结论 采用行动学习法需要护生进行不断的行动和反思。将救生包准备和演练纳入灾害护理课程，对提升护生解决问题和灾害应对能力有积极作用。

3. 可以借助的研究工具

当你初次涉足质性研究时，也许会被铺天盖地而来的陌生词汇所困扰。例如，现象学研究、民族志研究、扎根理论、饱和度、同质性、异质性、编码……它们都是质性研究中常用的专业术语，只有对它们有比较清晰的理解，才能将它们作为可借助的研究工具，而不是束缚你创新的桎梏。

（1）现象学研究

现象学是一门研究人如何体验生活的学科。它主要研究的是人们在这个世界上所能感受到的一切，以及所有能为人生带来意义的事物。比如，统计学可以告诉你，中国人现在平均每天大约喝掉多少杯手冲精品咖啡，但是现象学则可以进一步帮助你弄明白，

① 李斯俭，陈珊珊，熊淑茹，等. 采用行动学习法提升护生灾害应对能力的应用实践 [J]. 中华护理杂志，2013，48（11）：992－994.

人们在享受真正的好咖啡的时候，在意的是究竟能够获得什么样的体会。①

一般现象学研究将研究的主题聚焦在某一单独的概念或现象上，被访者均需亲身经历过该现象，并且能详细描述自己是如何经历该现象的。现象学的研究形式多样，既可采用访谈作为研究资料的来源，也可采用观察等方法。研究目的是弄清楚不同个体对于某一现象的共同经验，阐释这种现象的本质。吴亚美等撰写的《急性白血病患儿照顾者疾病获益感的现象学研究》②，会利于你深入理解。

吴亚美等对 15 名急性白血病患儿照顾者采用半结构式访谈。主要访谈提纲如下：① 请谈谈您孩子患病后对您带来的影响有哪些？② 孩子患病的这段时间，您的内心感受是如何变化的？③ 孩子生病的这段经历，您发生了哪些变化？您这些改变中哪些是积极有益的？④ 以后的生活中如果遇到困难，您觉得会如何面对？为什么？

结果包括四个方面：① 人生哲学的变化（领悟生命的意义、学会接受现实、珍惜当下、坚定信念和希望）。② 个人能力提升（主动学习能力提升、照护能力提升、自我调控能力提升）。③ 感知多方支持（感知家人的支持、感知同伴及医护人员的支持）。④ 健康相关认知行为的改善。

构建出本质性结论：① 急性白血病患儿照顾者能够在照顾患儿的过程中体验到疾病获益感。② 急性白血病患儿照顾者疾病获益感对临床护理工作有重要的启示作用。

（2）民族志研究

民族志的研究方法，也就是观察、记录，并且分析人们行为的方法。也可以把它叫作"参与式观察"。这种方法就是强调结合环境和文化来理解人。比如，单纯的数字统计会告诉你，在未来的十年，大概有上亿个家庭会脱贫致富，完成自己向上层社会流动的过程。可是统计学没办法告诉你，人们离开乡村搬到城里去生活，要面对什么样的挑战，他们会感到迷茫还是兴奋，还有哪些生活变化对他们来说是翻天覆地的，他们要怎样才能顺利克服。此法能帮助你了解这些体验，并且通过获得这些体验帮助你对这些底层逻辑的变迁有新的理解和洞见。③

（3）扎根理论

扎根理论由两位美国社会学家 Barney Glaser 和 Anslem Strauss 在 20 世纪 60 年代中期提出，在社会科学研究中被广泛应用。通常研究者在开始研究之前先有理论假设，然后从实际观察或访谈入手，对获得的原始资料进行逐级编码，从中分析归纳出经验概

---

① 《得到》App《每天听本书》，韩焱解读《意会时刻：用人文科学解决棘手的商业难题》（克里斯琴·马兹比尔格、米凯尔·拉斯马森著，石幼佳译，四川人民出版社，2018 年）.

② 吴亚美，张春梅，郑小芬，等. 急性白血病患儿照顾者疾病获益感的现象学研究. 中华护理杂志，2018，53（6）：674–678.

③ 《得到》App《每天听本书》，韩焱解读《意会时刻：用人文科学解决棘手的商业难题》（克里斯琴·马兹比尔格、米凯尔·拉斯马森著，石幼佳译，四川人民出版社，2018 年）.

括，在此基础上形成概念或理论。要谨记：概念必须来源于原始资料。理论建立起来之后应该随时可以回到原始资料，找到丰富的资料内容作为求证的依据。扎根理论本身并非理论，而是由质性研究来构建实证理论的过程，包括一系列的任务和基本原则。扎根理论不是一本菜谱，研究人员不需照本宣科。①

下面一起看一篇应用扎根理论进行护理研究的实例。张姮等在《扎根理论方法在发展护理理论中的应用》② 一文中不但做了参与式观察，还采用个人深度访谈法探索了 40 例老年慢性病患者的生活体验。受访者分布在上海、南京和蚌埠，多数访谈持续 1 小时。由于研究关注的是老年慢性病患者健康赋权，考虑到"赋权"一词的抽象性，访谈时作者请受访者描述带病生存的体验以及平时自我管理的方式和策略，以从中识别研究相关的主题。访谈主题包括：① 请谈谈您患病之后的体验和感受。② 您觉得自己是否能够控制自己的疾病？表现是什么？③ 您觉得怎样才能让您有能力更好地控制疾病，维持健康和幸福感？提示：比如有哪些资源能够有助于您更好地管理健康或提高您应对疾病的信心？④ 如果请您参加有关激发健康自助能力的教育计划，您觉得哪些内容比较重要？喜欢何种学习方式？转录后的访谈资料运用 Nvivo7 英文版质性资料分析软件，结合人工分析，进行编码与概念提取。不断比较的方法贯穿于三级编码的整个过程中。

研究结果：经过三级编码和不断比较的方法，扎根于中国文化背景下的老年慢性病患者健康赋权理论框架已基本形成。我国老年慢性病患者的健康赋权是责任赋予力量的过程，是自我、亲情与社会三者的互动激发健康责任、履行健康责任和实现健康责任的过程。激发健康责任不是可以独立产生的，而是由自我、亲情和社会的力量互动所确立的一个平面，贯穿整个健康赋权的过程。

（4）饱和度

所谓饱和度，就是当研究者与体验多元性的每一个被访者交谈时，获得的对研究主题补充的内容越来越少，直至从被访者那里重复得到相同的信息（即数据），这时就达到了饱和点，可以停止访谈了。

饱和点的确定是一个"迭代"过程。我们可以把迭代形象地理解为更新换代，如同网络通信从 2G 升级为 3G、4G，甚至 5G。亨宁克认为，在迭代过程中，研究人员首先采集一些数据，接着评估这些数据所提供信息的多元性，然后重复数据采集和数据评估的步骤，最终判断是否达到饱和点。因此，围绕特定的研究主题，研究人员要仔细估

① 莫妮卡·亨宁克，英格·哈特，阿杰·贝利. 质性研究方法 [M]. 王丽娟，徐梦洁，胡豹，译. 杭州：浙江大学出版社，2015：178-220.

② 张姮，杜世正，金胜姬. 扎根理论方法在发展护理理论中的应用 [J]. 中华护理杂志，2015，50（6）：753-757.

算参与者人数为多少时才足以达到信息饱和，同时也要有一定的灵活性。①

（5）同质性和异质性

同质性和异质性均针对被研究者而言，是研究者根据研究目的规定的被研究者入选的一个必需条件。

同质性指被研究者应具有的某些共性，如都是护士、患者或都有某种体验、经历。比如，在岳鹏等的《在澳中国留学生护理专业学习体验的质性研究》② 中，22 名被访谈对象都是在澳大利亚某大学护理专业的中国留学生，这就是同质性。

异质性指被研究者的生活背景、职业、体验、经历等迥异。举一个例子：何梦雪等在进行《儿童血液肿瘤护理质量指标体系的构建》③ 的研究中，综合应用文献分析、半结构式访谈、Delphi 专家函询和层次分析法，采用目的抽样法，分别选取从事儿童血液肿瘤护理管理、临床护理实践、临床医疗等 7 名专家进行半结构式访谈。7 名被访者来自不同的岗位和专业，这就是异质性。

（6）编码

编码，简单地说就是给访谈转录文本（也称数据）中能表达主题、想法、意见、观点、体验等的信息标注代码。代码的命名可以是一个词、一个术语或一个短语。代码可以作为标签，便于研究人员识别和了解数据中的话题范围，了解被访者赋予这些话题的意义。同时，代码还可以作为关键词，用于检索整个文本中所有与特定主题对应的数据。

还以张姤等的《扎根理论方法在发展护理理论中的应用》一文为例，读后你会对编码有更深入的理解。作者将访谈共转录约20.5 万字，从中识别出 700 多个概念编码，并在编码中寻找特性和维度，再不断比较，将类似概念合并或归入更高一级的类属中，即类似的概念类属化。比如，研究者将初期识别的"担心给子女添麻烦"和"害怕不能自理"这两个类似的概念归类为"恐惧与担心"。再如，研究者初期曾将"传统品德""精神信念"和"苦尽甘来"这三个概念归结为类属"人生经历"，后经反复斟酌，将此类属名修改为"从过去汲取力量"。

---

① 莫妮卡·亨宁克，英格·哈特，阿杰·贝利. 质性研究方法［M］. 王丽娟，徐梦洁，胡豹，译. 杭州：浙江大学出版社，2015：178 - 220.

② 岳鹏，吴瑛. 在澳中国留学生护理专业学习体验的质性研究［J］. 护理管理杂志，2013，13（4）：245 - 247.

③ 何梦雪，陆红，沈南平. 儿童血液肿瘤护理质量指标体系的构建［J］. 中华护理杂志，2018，53（8）：950 - 955.

二、质性研究的选题

1. 选题方法

毫不夸张地说，质性研究是一个让你神伤让你爱的领域。之所以爱它，是因为研究新手更容易走进质性研究之门，它也是值得写作老手长期研究的领域。说它令你神伤，是因为质性研究也是一门科学，作为科学它有许多遵循的常规和一般性原则。那么怎样才能选定一个有意义的研究问题呢？捷径有两条：一条是令你感到困惑或挫败的个人经历；另一条是你的学习经历或研究领域的文献。

（1）从一个亟待解决的现实问题开始

在工作实践中难免会遇到令你感到困惑或挫败的事情，也会听到或看到不少值得思考的问题，从中寻找一个亟待解决的现实问题，获得对自己和他人都有帮助的知识，这是一个选题技巧。举一个我亲身经历的事件：

我爱人病重住院期间（舌癌放射治疗），医生为了避免出现吞咽困难、营养不良，开了医嘱下鼻胃管。当班护士下管过程中感到有阻力便拔出，征求医生意见。医生让我去胃肠镜室问问能否在影像导引下放置胃管。接受咨询的胃肠镜值班医生得知我爱人还有肝癌且做过胃底静脉曲张结扎术后，告诉我这是放置胃管的禁忌证，可能造成胃出血。另外还说若放置鼻胃管，食管局部受压也容易出现黏膜溃疡、出血。回到病房，我将咨询结果告诉了医生后，医生改为放置中心静脉导管。第二天，我爱人真的出现了血便，于是开始止血治疗和危重监护。对此，我保持了沉默。

现在，抛开此事中的医生不说，仅从护士提高职业能力的角度进行探讨，其中是否有值得汲取经验教训之处呢？在岳鹏等撰写的《在澳中国留学生护理专业学习体验的质性研究》一文中，"关于护理职业的定位"部分这样写道：

关于护理职业的定位，中国和澳洲有所区别。在澳洲，护士最主要的责任是满足病人需求，发自内心地为病人工作。学生4："我在国内工作时，基本是护士服从医生安排；但在这里，护士不仅要配合医生工作，还要评估和满足病人需求，体现护士自身价值所在。"

在葛玉荣撰写的《留日中国护士职业发展过程的质性研究》[①] 一文中，在"主题8：对中国护理的审视"部分，F谈道："护士就是按照医生的指示去做，缺乏自己独立的思考，很少去探寻其科学依据。"

---

① 葛玉荣. 留日中国护士职业发展过程的质性研究 ［J］. 中华护理杂志，2014，49（9）：1046 - 1048.

两相对照，你心中也许会萌生出一种想法——若开展一项关于"如何提高护理操作危险防范意识的质性研究"，还是挺有意义的。

（2）思维导图法

思维导图是一个思考工具，实质就是为了引导思维而画的一张图。具体方法就是把一个个想法或收集来的一条条主要信息都写出来，摆在你面前，帮助你进行思考、评估，自己跟自己开会。换句话说，就是要对一些想法或信息进行取舍。你可以先把要淘汰的东西都划掉，然后寻找不同想法或信息之间的联系，用不同颜色的笔画上各种连线、重点符号——就好像演算纸一样。最后通过思维导图构建出不同想法与信息之间的联系。①

大家都知道，要想有真正创新的想法，首先要善于进入最前沿的领域，而不是墨守成规。例如，某一天你在百度上看到这样一段话：你赋予工作什么，工作也将回报你什么。你把工作视作事业，工作就会回报你成就感、自豪感、获得感；你把工作当作平台，赋予工作一些意义，工作就回报你能力的提升、自我价值的实现；你把工作当作糊口工具，工作回报你的就只有一碗饭、一份工资。

你读后感觉很受启发，于是继续在百度上搜索，你又看到：

① 让重复的工作赋予重要意义，这句话也符合马斯洛的需求层次理论，已达到金字塔的顶端。

② 工作服，到底意义何在？工作服带给我们的意义已超出服装的概念，更多的是被赋予了职业的形象、员工感情以及多年传承下来的文化底蕴。

③ 人生的意义是自己赋予的，工作是感情赋予了它新的意义。

但同时，你阅读了牛洪艳等的《护理学专业硕士研究生职业认同的质性研究》② 一文，你读到："研究生 A、F、K、L、M、N 认为：护士工作压力大，上夜班很累，休息少。"

在阅读徐长江等撰写的《护士情绪劳动的质性研究》一文中，你读到："护士2：科室讨论时允许大家发泄，大家平时遇到棘手问题、委屈的事都可以讲，互相交流一下。下班换衣服时会说我今天碰到的这样一件事，宣泄一下，有些人肯定会出主意，大家一说心情也就平静了。"③

在工作中，你看到周围许多同事脚踏实地地做好工作，但可能也会看到有的同事觉得心累，甚至想换工作，护士的职业认知度低将导致工作满意度低。

根据这些片段式信息，你可以应用思维导图从中捋出一条线，开展一项"给护理工

---

① 《得到》App《万维钢精英日课》第一季《厚道的人应该怎么使用思维导图》.

② 牛洪艳，倪静玉. 护理学专业硕士研究生职业认同的质性研究 ［J］. 中华护理杂志，2013，48（10）：902.

③ 徐长江，赵君英，丁聪聪，等. 护士情绪劳动的质性研究 ［J］. 护理研究，2013，27（9B）：2845－2847.

作赋予意义的质性研究"，增进对被访者心路历程的了解，构架新的理论。至于访谈的具体内容，除了根据你的实践经验、专业期刊和书籍上的信息，还可以利用搜索引擎搜索相应检索词，如点击搜索"工作赋予意义""你赋予工作的意义是什么""工作赋予我们的意义""如何赋予工作意义"……之后，进行综合设计。

2. 选题原则

（1）大处着眼，小处下手

从熟悉的领域着眼，你会听到、看到甚至体验到很多东西。这不但利于你发现许多犹如烈火喷油、繁花似锦般有趣的事，而且能很快将范围缩小到你想探索的焦点问题上。下面仅以"体验"这个大的研究范围为例，举两个方面的例子，看看别人是怎样从小处下手的，希望能帮助你悟出这种选题技巧。

第一个方面，患者家属在对病人照顾体验方面的质性研究：

① 对先天性心脏病患儿母亲照顾体验的质性研究[1]；

② 澳门地区待产阶段准父亲的体验及其护理需求的质性研究[2]；

③ 癫痫患儿直接照顾者照顾感受的质性研究[3]；

④ 住院早产儿父亲情感体验的质性研究[4]。

第二个方面，护理人员在工作体验方面的质性研究：

① 烧伤科初级职称护士工作体验的质性研究[5]；

② 儿科新任护士长工作体验的现象学研究[6]；

③ 护理人员随医院船执行海外医疗服务任务内心体验的质性研究[7]；

④ 社区卫生站护士对医院-社区-家庭慢性病一体化管理体验的质性研究[8]。

---

① 何悦，陈京立. 对先天性心脏病患儿母亲照顾体验的质性研究 [J]. 中华护理杂志，2013，48（5）：396 – 399.

② 陈蕊，袁婉文，黎爱荣，等. 澳门地区待产阶段准父亲的体验及其护理需求的质性研究 [J]. 中华护理杂志，2013，48（6）：485 – 487.

③ 吴俊俞. 癫痫患儿直接照顾者照顾感受的质性研究 [J]. 中华护理杂志，2013，48（12）：1116 – 1119.

④ 陈杭健，陈京立. 住院早产儿父亲情感体验的质性研究 [J]. 中华护理杂志，2015，50（5）：625 – 628.

⑤ 宋海楠，马燕兰，王淑君，等. 烧伤科初级职称护士工作体验的质性研究 [J]. 护理管理杂志，2013，13（4）：248 – 249.

⑥ 谢安慰，姚文英，阐玉英，等. 儿科新任护士长工作体验的现象学研究 [J]. 中国实用护理杂志，2018，34（30）：2355 – 2358.

⑦ 唐洪钦，段冬云，王巍巍，等. 护理人员随医院船执行海外医疗服务任务内心体验的质性研究 [J]. 护理管理杂志，2014，14（1）：34 – 35.

⑧ 朱亚珍，朱凌燕，许燕泠. 社区卫生站护士对医院-社区-家庭慢性病一体化管理体验的质性研究 [J]. 中华护理杂志，2018，53（5）：528 – 532.

（2）改变思维模式，双管齐下

质性研究是一种"百搭"，一方面它可以将观察、访谈或文献研究等方法融会在一篇研究文章中；另一方面，即便是传统上采用定量研究的学科领域，将定量研究与定性研究联合应用也越来越常见。所以，写好论文不仅需要掌握写作技巧，更重要的是要勇于改变思维模式，颠覆原有机械地遵章守规的想法，双管齐下，获得解决实际问题的创造力。邓婷等撰写的《对临床护理专家认知的量性及质性研究》① 就是一个典型的例子。

在选题时，应掌握不同的问题需要使用不同的研究方法的原则。量性研究方法也好，质性研究方法也好，没有哪一种方法在本质上比另一种更优越。切记：研究方法只是为了达到研究结果科学、正确、可信的工具。作为工具，表8-2 列出了量性与质性研究的主要区别，可帮助你避免因概念不清导致研究时间没少花，最后还得推翻重来的窘况。

表8-2　质性（定性）与量性（定量）调查研究的主要区别

	质性研究	量性研究
特点	① 数据无法测量（如深入了解潜在的原因、行为、观点、体验或动机）； ② 数据虽可测量，但是需要挖掘更深入、更聚焦、更多样性的某一现象或行为等。	① 数据可测量：能量化数据并进行标准化或系统化的比较； ② 能够解释差异且将结果外推至总体； ③ 没有办法解释意义。
目的	① 了解或解释人们的行为、观点、意见或体验； ② 了解为什么，程度如何，过程怎样，影响或背景如何。	① 可测量、计算、量化问题，准确度高； ② 能准确识别有多少、多频繁、比例是多少，以及数据的关联。
数据	开放式数据：如半结构访谈或焦点问题访谈；呈现为文字形式（称为文本数据）。	封闭式数据：如提出标准化问题的调查问卷或量表；呈现为数值形式。
研究对象	研究对象被称为调查对象、参与者或被访者，人数较少，系有针对性（非随机）的选取，是研究项目的伙伴。	研究对象被称为调查对象或被试者，研究所需的样本量大且具有代表性（随机抽样），是等待检测或问答的对象。
数据采集方法	深入访谈、观察、小组（焦点小组）讨论，注重从被访者的角度来理解和明确问题。	人口调查、问题调查，基于研究人员的视角探究问题。

① 邓婷，廖海涛，韦义萍. 对临床护理专家认知的量性及质性研究 ［J］. 中国实用护理杂志，2014，30（5）：12－15.

续表

	质性研究	量性研究
分析及局限性	① 诠释性分析：关注的是被抽象出来的个体特征； ② 可以很好地描述"特性"，通过对话、行为和情感真实地告诉我们人与人和人与事物之间的关系是什么，有温度、有灵魂； ③ 局限性：研究者需善于逻辑推理，具有较高的概括和思辨能力，否则易致内容流于形式、缺少深度，结论带有主观性	① 统计性分析：关注的是被量化的群体特征； ② 可以很好地描述"属性"，通过数据、模型和方程式，准确地告诉我们事物的本质、概念和客观规律； ③ 局限性：以统计学方式一刀切地将调查结果标准化、精确化，不能洞察人在千变万化的情况下，在行为、体验、情感等方面的微妙变化。
研究结果	识别并初步了解被访者的行为、观点、体验等，形成理论解释框架，提出应对方法。	从数据中识别（事件的）发生率、均值和模式，得出结论，将结果推广至更大的群体。

第二节　写作前的准备

写作前必须做的准备是制订研究计划，即先把文章框架搭建起来。其好处在于可以帮助你清楚地思考：① 我究竟想要研究什么？这个问题是否值得去深入了解？能引导出什么概念框架？② 是采用观察、访谈、文献研究方法，还是联合应用三种方法？如何选择研究对象？

好的研究设计能防止你掉进自己挖的两个坑：第一个坑，研究数据快收集完的时候，发现没有任何重要的东西可说；第二个坑，虽然有所发现，但是其重要性、实用性或学术价值受到质疑。

一、如何确定研究的主题

在这里，主题是指你要研究、解决的主要问题。确定主题对于写好一篇论文的关键作用有两点：一是严格限制了研究范围，使内容紧凑、不跑题；二是重点突出，可有效避免论文没有明确的观点和结论。下面介绍两个有效的选题技巧：概念架构法和追问法。

1. 概念架构法

如果你想在熟悉的环境对某一现象进行深入研究，那么怎样才能比较容易地提炼出主题，把思路理清楚呢？迈尔斯建议你简单地画一张概念架构图，把心中的东西呈现出来，这样可以帮你除掉多余的东西，加强你的综合能力与创造能力。例如，你想知道

"决策者的行动怎样影响到实行者的行为?"那么应该抓住的核心问题是"实行者行为、决策者行为及其相互间的影响"这个概念架构,而不是其他影响实行者的因素。①

2. 追问法

假定你对同事在争论中的反应感兴趣,发现不同的人在受到顶撞时反应不同,有人说他们很生气,有人说受到顶撞促使他们思考,还有人说他们根本不在乎这些。面对这些不同的反应,你开始留心观察同事受顶撞的实例及具体场景。你开始琢磨究竟应该以什么为主题呢?

赫伯特·J. 鲁宾等认为,可以采用由一个问题引发另一个问题不断追问的方法选定论文的主题。例如:你首先问自己生硬顶撞的方式令人难堪吗?人们对温和的顶撞反应会有所不同吗?接着问,顶撞发生的场景对人们的反应有何影响?教育背景会影响人们的反应吗?接着再问,在什么情况下可以避免顶撞?对这些追问进行分析后,你决定将研究主题放在有关"人们如何处理别人的顶撞"上,而不是把问题宽泛地扩展到"为什么而顶撞"的问题上。这样不至于使文章围绕着主题兜圈子,利于对访谈数据展开有效的对比,挖掘各种反应的内涵,从中获得"得体回应"的启示。②

二、选择观察和访谈对象的方法

这里所说的选择观察和访谈对象的方法与"抽样"是一个意思。在质性研究中,抽样的目的是为了达到对某种社会现象或者对某种心智活动的探索、深入理解并确定其产生的原因及影响。由于定性研究的结果既包含着客观事实,又隐含着被调查者对行为、体验、工作价值和意义的理解,也深受对生命的感悟等人文智慧的影响,所以不考虑抽样的概率原则,而是依据研究者的主观意愿、判断或是否方便等因素来选取研究对象。

对于观察和访谈的研究对象,研究者可根据自己的研究目的,选择合适的目标人群。下面重点介绍几种访谈研究时常用的抽样方法。

1. 方便抽样 (亦称便利抽样)

抽取的研究对象属于某种背景下的典型(如经历过某事或对某一问题有较深入理解),能够提供大量有价值的信息。但是,不需要具备任何特别之处,如某个护理院校

---

① 迈尔斯,休伯曼. 质性资料的分析:方法与实践 [M]. 张芬芬,译. 重庆:重庆大学出版社,2008:30 - 31.

② 赫伯特·J. 鲁宾,艾琳·S. 鲁宾. 质性访谈方法:聆听与提问的艺术 [M]. 卢晖临,连佳佳,李丁,译. 重庆:重庆大学出版社,2010:39 - 46.

的普通学生、某医院的护士或病人及家属均可。看似简单的方便抽样，通过好的分析，也可能呈现出独特的体验和感悟。

如陈杭健等在《住院早产儿父亲情感体验的质性研究》① 中采取的就是便利抽样。他们选取了 2013 年 11 月至 12 月在北京市某综合医院新生儿综合监护室住院的 15 名早产儿的父亲进行访谈。

2. 目的抽样

我想，你看见"目的"二字，大致会明白"目的抽样"的含义了。目的抽样通常用于研究主题非常明确时，为了达到研究目的不偏离方向，研究对象需具有某种相同的标志性特征。换句话说，即每个被访者都能对所研究的问题或相同的事件有自己的体验、行为或解释。研究人员把收集来的数据汇总到一起，进行梳理、取舍和分析，做出自己独特的解读、判断和总结。

如黄天雯等在《西藏自治区县级卫生服务中心护士工作体验的质性研究》② 中采取的是目的抽样，选取西藏自治区某县级卫生服务中心护士 10 名进行访谈。

3. 立意抽样

有人认为，可以把立意抽样与理论抽样看作是同义词，也就是根据理论框架选择被访者。被访者需具备某些与研究主题相关的认知、感受或体验，能从不同角度提供翔实、丰富、多元化的信息。举个例子：

明星等在《癌症患者确诊初期生命意义寻求途径的质性研究》③ 中，采用立意抽样，选取 2012 年 12 月入住上海市某三级甲等医院肿瘤科、处于确诊初期的 10 例患者为研究对象。由于"生命意义"的概念较为抽象，研究者在系统文献研究的基础上制订了癌症患者寻求生命意义 7 个途径模型图，并根据此模型图制订访谈提纲。

另外，随着数据采集的逐步深入和细化，研究人员可能会遇到一个"迭代"的问题——被访者的范围需要缩小或扩大，只要研究对象的基本特征保持不变，即可灵活处理，以便达到信息饱和。

如邓婷等在《对临床护理专家认知的量性及质性研究》④ 中，研究者对广西医科大

---

① 陈杭健，陈京立. 住院早产儿父亲情感体验的质性研究［J］. 中华护理杂志，2015，50 (5)：625－628.

② 黄天雯，白玛曲措，李娜，等. 西藏自治区县级卫生服务中心护士工作体验的质性研究［J］. 中华护理杂志，2018，53 (9)：1100－1104.

③ 明星，赵继军. 癌症患者确诊初期生命意义寻求途径的质性研究［J］. 护理管理杂志，2013，13 (12)：867－869.

④ 邓婷，廖海涛，韦义萍. 对临床护理专家认知的量性及质性研究［J］. 中国实用护理杂志，2014，30 (5)：12－15.

学在校护理本科生 2010 级 51 人、2011 级 81 人、2009 级实习护生 38 人及临床护理人员 20 人，共计 190 人进行问卷调查。之后，采取立意取样的方法，对量性研究中已确立的研究对象进行取样，最后共选取临床护理人员 9 人作为研究对象。

4. 滚雪球抽样（也称为连锁采样）

该方法适用于采用前三种抽样方法难以找到的被访者，他们或者在某方面有独特的体验、技能、经验，或者在某方面知识渊博、见解独到等。通常从熟人、朋友或同事开始入手，在他们的关系网或推荐下找到下一个被访者，这样一个接一个地推荐下去，直至信息饱和为止。

三、如何收集访谈数据

质性访谈中的问题不像问卷调查那样随机抽取大样本，而且问题十分标准化。从访谈的技术角度讲，你怎样确保被访者的代表性和多样性？你如何说服一个人乐于成为你的访谈对象？你为何选择他？问题应该具体到什么程度？这些都是需要事先认真设计和思考的问题。

1. 找对访谈对象

不知你想过没有，访谈需从问题开始，怎么问？你问了，有人不一定好好回答。还有，若访谈涉及对某事的行为、态度和看法时，或许由于访谈者与被访者之间非常熟悉或有隶属关系等原因，被访者可能讲述自己认为应该提供的回答，而不是真实说出内心的想法。这是访谈研究中的一个潜在影响因素。认识到这一点很重要，因为收集到真实、可靠的访谈数据是研究结果可信的基础。所以只有下功夫找到对的人——真诚地与你合作、助你访谈成功的人，才能获得深入、详细的研究数据。

2. 提前告知访谈的主题

提前告知访谈的主题（特别是焦点小组访谈时），让被访者有充分的准备是访谈成功的先决条件。比如，杨芳等在进行"新毕业本科护士体验高校护理教育与临床实践脱节的质性研究"[①] 访谈时，访谈前 3 天主持者就将研究背景和访谈提纲发给被访者。这不但能避免突然袭击令被访者措手不及，而且还表达出你对被访者的信任与尊重。同时，被访者预先知道访谈主题后会围绕着主题做好准备，也利于他们提前给自己的心情

① 杨芳，万雅雯，郭清. 新毕业本科护士体验高校护理教育与临床实践脱节的质性研究 [J]. 护理学报，2015，22（7）：10 – 12.

松绑，达到畅所欲言的效果。

3. 组织访谈提纲

找到一个新颖的主题不容易，列出好的访谈提纲更要花费心思。现在，问题来了，有没有什么技巧能帮助我们列出一个好提纲呢？还真有！技巧是：理论拓展或完善模式；数据推导模式。这里所说的模式，是指范式或方式。

（1）理论拓展或完善模式

说得直白一点，理论拓展或完美模式就是理论概念模式。其特点为访谈者所研究的理论概念来自文献资料。在给予概念明确的定义之后，将该概念"掰开""揉碎"，用被访者能听清楚、读明白的语言，提出具体问题，比如对概念的理解、涉及的背景或范围、应用途径、对认知和行为的影响及意义等。取得访谈数据后，从中寻找出各种观点、体验，以及与该理论及主题之间有密切联系的事实，重新对原理论的内涵进行完善，或者对其在实践中应用的范围进行拓展。举一个例子，通过感性认识，更易掌握这种技巧。

明星等在《癌症患者确诊初期生命意义寻求途径的质性研究》① 中，访谈提纲是这样制订的：

由于生命意义的概念较为抽象，在系统文献研究的基础上制订了癌症患者寻求生命意义途径模型图（见图1），由图可知，癌症患者在一定的社会文化背景、生活背景与信仰的影响下，通过疾病归因、从失落中寻求获得、创造与行为等7个途径寻求生命的意义。根据寻求生命意义途径模型图制订访谈提纲：① 您认为造成疾病发生的原因有哪些？② 请您回顾刚知道疾病诊断的经历。③ 一些人们说过，在疾病经历中，虽然他们失去了很多，他们也曾得到一些，您如何看待这个问题？④ 谁是你生命中最重要的人？⑤ 在您患病的经历中您的个人信仰或信念有什么改变吗？⑥ 现在，我引导您做一个练习。请闭上眼睛，放松，做深呼吸。然后请您思考生病以前的种种经历，您会把生病以前的您比喻成什么（可以是任何事物）？然后请您思考生病以后的经历，您会把生病以后的您比喻成什么？思考完毕，请您睁开眼睛并回答以上问题。⑦ 请您回顾以往的经历，印象深刻的有哪些？

（2）数据推导模式

数据推导模式可以通俗地理解为范例模式或者预访谈。它的特点是通过对"范例被访者"的经验、行为、观点、感受等信息的详尽收集和深入挖掘，在访谈数据资料的基础上进行概念化抽象，提出理论框架，即理论的"扎根性"（在原始资料基础上发展理

---

① 明星，赵继军. 癌症患者确诊初期生命意义寻求途径的质性研究 [J]. 护理管理杂志，2013，13（12）：867-869.

论）。对于新构建的理论可以借助现有理论予以深入解释。具体怎样利用数据推导模式拟订访谈提纲呢？赫伯特的方法非常实用①，他说：

第一步：确定你想解释的现象。

第二步：赋予该现象一个大致的定义。

第三步：提出用来解释该现象的研究假设。

第四步：访谈一个个被访个案。

第五步：自问"该个案是否与我的原始假设相符"。

第六步：如果答案"是"，就继续研究下一个个案；如果答案是"否"，你就要或者重新定义该现象来排除这一个案，或者重新形成你的假设。

第七步：继续第六步，直到你找到"普遍答案"，即从实践层面上看，你正在构建的理论可以解释所有已经考虑到的个案。但是出现任何反例后，你都必须重新定义概念或者重新表述研究假设。

举一个简单的例子，谢安慰等在《儿科新任护士长工作体验的现象学研究》② 中的访谈提纲是这样制订的：

为探讨儿科新任护士长职业角色变更后的工作体验，为今后制定更加科学的培训方案提供依据。根据研究目的、文献检索和专家组讨论初步拟定半结构式访谈提纲，对 3 位新任护士长进行预访谈，修订后确定最终访谈提纲，内容包括"担任护士长后，你都有哪些感受？和之前有何不同？从角色方面来讲，你觉得护士长这个角色如何扮演？你对今后有何想法？还有哪些需求？希望通过什么样的方式获得？"等。

还有，在访谈的"主要问题"确定之后，你可以通过联合"追踪问题"和"探测性问题"的方式组织一个访谈提纲。赫伯特说，追踪问题探究的是被访者对所提到的主题、概念和事件的解释，以及能列举的实例或者能进一步澄清的问题。探测性问题能帮助访谈者把握对话，通过它使对话始终围绕主题。使用追踪问题和探测性问题旨在保证你的访谈获得深度、细节、生动性和丰富性。

4. 选择访谈地点

创造温馨、融洽的访谈环境对于顺利开展访谈非常重要。对访谈地点的选择宜遵守下列原则：

① 访谈的时间、地点以被访者方便为原则。

---

① 赫伯特·J. 鲁宾，艾琳·S. 鲁宾. 质性访谈方法：聆听与提问的艺术［M］. 卢晖临，连佳佳，李丁，译. 重庆：重庆大学出版社，2010：39 – 46.

② 谢安慰，姚文英，阚玉英，等. 儿科新任护士长工作体验的现象学研究［J］. 中国实用护理杂志，2018，34（30）：2355 – 2358.

② 最好选择被访者熟悉的环境，如被访者家中、病区会议室、教研室等，以减少被访者的生疏和拘束感。

③ 环境舒适、安静、私密，不被打扰，以便被访者感到自己是被保护的，能保持注意力集中，没有顾忌地充分表达自己的体验和想法。

④ 在焦点小组访谈时，为了促进讨论过程中参与者的相互沟通，方便数据的记录，避免忘记姓名而引起的尴尬，访谈前，可把参与者的姓名写在桌牌上，预先放置妥当。

5. 访谈方法

访谈是交互式的。好的访谈者除了对访谈中发现的问题敏感，对访谈过程也是十分敏感的。访谈者除了要与被访者建立融洽的关系，还要具有鼓励被访者积极、大胆讲述的技巧。

（1）访谈物品的准备

① 准备访谈的记录本和笔。用笔记录瞬间产生的疑问、启发或联想，以及被访者的语气或肢体语言的含义。

② 准备好录音机或录像机，保证电源充足，不会出现故障。

（2）访谈过程的掌控

① 准备好开场白，需简明扼要、意图明确、重点突出、不重复、不遗漏。

② 告知被访者访谈过程将记录，同时还将录音或录像，但数据资料会被匿名妥善保存，以获得被访者的知情同意。

③ 根据预先准备好的访谈提纲一一进行。访谈者可以根据被访者所说的内容变动提纲，顺势引导，相互激发新的思考或想法，以求探讨出更有意义的信息。

④ 专心听，认真记，适当保持目光接触，给对方以受尊重和价值感。你要会听，对不理解的地方可以进一步追问，对联想到的事随时记在备注中。

⑤ 焦点小组访谈时，多位被访者对同一问题会有不同的表述，这有利于从不同的角度理解和探讨问题。出现不同观点时，访谈者需慎重考虑需不需要做出回应。如果被访者的意见可能带有偏见或曲解，可以先接受，然后思考提出的问题或提问的思路是否需要调整。有时被访者会认为问题的另一方面才是重要的，甚至帮你提出一些你没想到但与主题有关的问题，这对数据分析和得出结论有好处。

⑥ 访谈时间没有统一要求，以能获得预期目标为准。通常面对面的单独访谈，短的 30 分钟，长则 60 分钟；焦点小组访谈，有的 3 个小时，有的上下午各 2—3 小时。

我相信下面的访谈清单，对访谈新手能起到帮助和提醒作用，详见表 8-3。

表 8-3　访谈清单

---

① 访谈日期＿＿＿＿＿　　地点＿＿＿＿＿＿　　访谈者＿＿＿＿＿　　受访者＿＿＿＿＿
受访者职位＿＿＿＿＿＿＿＿

② 自我介绍：先介绍自己。请切记：访谈者的外表、衣着和行为会传达无声的信息；如何介绍自己的角色或头衔同样会影响受访者。

③ 与被访者建立融洽的关系，创造安全而舒适的氛围，概述研究目的及主题。

④ 获得知情同意书签字（内容应该很专业，并说明他们入选的原因）。

⑤ 介绍访谈结构（录音、做笔记）。

⑥ 访谈提纲必须经过预访谈的检验，如：受访者是否能够立即理解问题？有些问题是否需要重新遣词造句？对受访者而言，问题的顺序是否符合逻辑？所采集的信息是否能够解答研究问题？预访谈后，修改成为正式提纲。

⑦ 采用温和的方式发问，态度友好，措辞口语化。专心倾听受访者的讲述，观察受访者的肢体语言和细微反应。询问受访者是否有疑问，定义清楚任何有必要解释的术语，避免晦涩难懂。

⑧ 向受访者保证匿名、保密。如果被访者问及访谈数据，应该向受访者说明他可以阅读或誊写完成的书面资料或研究结果。

结尾：感谢受访者的参与。如果有必要，访谈者可以提出进一步访谈的请求。

四、怎样进行数据分析

1. 分析前的准备

① 若录音机具有音频转换为文字的功能，可轻松转化为文字资料。

② 若自己感觉用纸和笔将录音誊写下来可加深理解和印象，那就誊写形成书面文字材料。需要注意的是，要留有适当的字距和行距，便于下一步做编码标注。

③ 若能熟练使用计算机 word 系统，可将录音转换成文字输入电脑。这样做有两大好处：第一，便于调节字距、行距，用各种颜色、下划线、符号等作为区分的标注；第二，利于使用复制、粘贴、查找和替换功能进行加工、创作。

④ 通常形成的文字资料，少则近百页，多则高达几百页。为了保存原始资料，可根据研究者和访谈者的需要复印或复制多份副本，每个数据分析者均在副本上进行分析、数据编码等技术操作。

⑤ 每一个被访者被称为一个个案，被访者的姓名用编号或字母代替均可。如编号为 1、2、3、4、5……，也可以编号为 A、B、C、D、E……，或者你按自己的方式选择编号。这样，一方面达到匿名的目的，另一方面为下一步数据编码创造方便条件。

2. 建立代码本

代码，也就是一个简单的记号，作为标注访谈文本中所出现的概念、主题、事件或题材的标志。我们可以把代码本看作一个标注数据代码的清单，包含了所有与主题相关的代码。说得明白一点，代码就是能非常准确地表达一个意思的关键词。如被访者 A

说："透过病房的窗户可以看到绿树和花坛，心情就会好起来。"你可以把关键词"贴近自然"作为代码，一眼就能看懂它代表的意思。

代码的作用不容忽视。第一，如果有好几位研究人员合作分析数据，代码本上代号的含义要提前商定好，每人一份，以确保他们在使用代码时具有一致性。第二，在编码时能一目了然地查到该代码此前是否用过，避免对含义相同的数据给予不同的代码，造成信息混乱。若没用过且具有新含义，可以增添进代码本中。事实上，任何研究者都不可能事先把代码列得十分齐全，随时增添是很正常的做法。只是多人编码时，要做到及时沟通。

3. 为什么要编码

编码，是对储存的海量访谈文本数据进行简化、取舍的过程。编码的目的是为了下一步对资料的提取和利用。比如研究人员对不同访谈数据编码后，可以通过代码来检索所有被访者混合在一起的数据，将涉及特定代码的所有文本资料都识别出来，让数据提取更为便捷。编码之间的全部关系叫编码结构。

我们不得不承认的是，编码颇为耗时，把编码结构与研究目的联系起来更需要动一番脑筋。研究人员在编码过程中要不断思考文本的内容，评估讨论的背景，明确讨论的走向并决定应该采用哪些代码来标注数据。有时，一个文本片段包含好几个代码，因此，研究人员应该将相关的代码全部标注出来。①

4. 编码的操作步骤

首先需要明确的是，编码会受到研究者的教育背景、对研究主题的理解程度、实践经验、理论水平、发散思维能力、态度等方面的影响。对于同一段文字，如果研究者关注点不同、境界不同、对被访者话语的理解不同，在编码的过程中就会赋予其不同的意义，甚至将其遗漏，不予编码。这与你向编辑部投稿，一审编辑签字"不予刊用"一样，被打到冷宫，以后没有机会再利用它了。下面，介绍一种实用且具丰富度的编码操作技巧。

（1）贴标签（识别信息）

在今天这个社交网络发达的时代，我们给事物贴标签的能力比过去任何时候都强。比如，人们谈起长相比较老成的年轻人时，会开玩笑地称其为"长得着急"。那么，怎么给访谈的文字数据贴标签呢？方法是研究者将转录成文字的资料从头到尾阅读一遍，做到心里大致有数。之后，再以一种开放的心态，打破思维疆界，重新一字一句地认真

---

① 莫妮卡·亨宁克，英格·哈特，阿杰·贝利. 质性研究方法［M］. 王丽娟，徐梦洁，胡豹，译. 杭州：浙江大学出版社，2015：178-220.

阅读文字资料，给其中"有意义"的每一个词语、句子、段落贴上标签，即标记上贴切的关键词。比如，你可以把"担心给子女添麻烦"这句话以"动机"这一关键词作为其标签。

这里的"有意义"指的是与访谈的主要问题有关联，能起到解释、深入理解、形象比喻、赋予概念等作用，尤其是被访者讲述的可用于论文中列举的词语和原话。譬如，某被访者的这一段讲述："领导说你不成熟的时候他在指责什么？成熟是能讲道理、能接受别人讲道理的能力，并且拥有原则之外的变通能力。当你的领导或同事在指责你不成熟的时候，他可能指责的就是以下几种：1. 你做事不讲逻辑或者理解能力差；2. 你做事不够变通；3. 你纠结于小处的对错，影响了大局上的输赢；4. 你太自恋，忽略了别人的感受。"[①] 你可用关键词"认识自我""远见思维"和"职业发展"作为这段话的标签。在接下来思考访谈的部分内容与论文整体的关系时，可根据突出主题的需要将其运用在一个最恰当的论点中。

（2）重新组合（分类、归纳信息）

重新组合，是指将分散在每个访谈文本中标注了同一代码的杂乱资料集中在一起，或者以逻辑关系建立起一座桥梁，勾连起两个甚至三个代码之间的资料。

① 将贴完标签的资料打散，使用代码本中的标签，如"动机""自我认识"等关键词，用 word 系统的"查找"功能，检索所有访谈中标注同一个关键词的资料。将这些资料汇集到一起之后，为其另外建立一个"单元"的检索标志，如"动机单元""自我认识单元"等。这些"资料单元"是重新组合的基础。

② 开始梳理每个资料单元内容、资料单元与资料单元之间内容的各种关联，用访谈时提出的一个个问题，帮你串起对这些关联的逻辑思路，寻找与要解决问题的关系。这些关系可以是因果关系、心理变化关系、情景或背景关系、差异或强化关系、类型或结构关系、概念演化或解析关系、过程关系等。随着分析的不断深入，各种联系逐渐变得越来越清晰、明显。

（3）发现和建立新概念（概括总结信息）

发现和建立新概念，是指经过上述系统归纳以后，你会发现这些"单元关系"变得十分丰富和内容复杂。这时问问自己：哪些是可以忽略不计的？哪些是重点？如何将这些重要内容串起来？说得透彻一点，就是如何从资料单元中产生概念，如同把麦粒从糠里筛出来一样。具体的方法是：

将重新组合的资料与访谈的问题进行相互比较，发现以下问题：

① 什么是问题产生的背景？是先前遗留的还是现实产生的？是客观存在的还是主观想法？

① 《得到》App，熊太行《关系攻略：你的职场上升空间在哪？》.

② 什么是问题存在的原因？是客观条件造成的，还是人为造成的？

③ 针对眼前与长远、局部与全部、根本与枝节的问题，有哪些解决问题的方法？

最终，构建出一个紧扣主题的系统理论。在此阶段，研究的重点在于从访谈的事实中抽象出认识问题的新观点，构建出新概念，提出解决问题的新方法，并以组合资料中的事实作为支持系统理论的证据。

第三节 写作方法

虽然质性研究不能以计数或复杂的统计指标来检验其可靠性和科学性，但并不意味着我们可以随意发挥，它也有评估质量的原则——效度和信度。

"效度"是真实性的另一种说法，意思是指研究者对被访者所叙述内容予以阐释的准确程度。

"信度"指的是不同访谈者或同一访谈者在处理数据的一系列过程中对事例进行分类的一致程度。通常在转录成文字稿时，阐释的信度可能被严重削弱，如漏掉微小却关键的细节，或在进行编码时未遵循一致性原则。

为了保证论文质量，增加研究的效度和可信度，动手撰写论文之前要注意以下几点。

第一点：研究的问题是否适宜或只能采用质性方法进行研究？研究设计是否合理？使用的研究方法是否与所研究的问题相匹配？

第二点：是否充分考虑了如何从资料中提炼概念和主题？

第三点：资料是否支持结果？资料、阐释和结论之间的关系是否清晰？能否对实践和制定政策有所帮助？

第四点：关于质性护理论文的结构没有严格、统一的权威性规定，目前约定俗成地由五个部分组成，包括前言、对象与方法、结果、讨论、结论或结束语。它们能从大的框架上起到逻辑清晰、层次分明，使写出来的东西不至于偏离主题或者脉络不清的作用。

一、如何拟订论文题目

在进行写作前的准备阶段，你初期拟订的标题为质性研究提供了一个大体的蓝图，明确了研究方向和研究重点。现在，在做好写作的充分准备基础上，可以反复想想这个标题是否能准确地反映你研究的主题，若不理想，应该对文题如何修改。

出色的标题要尽量简短并体现出深刻的意味。一般标题由三个部分组成：研究对象、研究目的和研究方法。以前面提到的几篇论文标题为例介绍构成标题的要素，详见表8-4。

表8-4 构成标题的要素

作者	研究对象	研究目的	研究方法
唐洪钦等	护理人员（随医院船执行海外医疗服务）	内心体验	质性研究
朱亚珍等	社区卫生站护士	医院-社区-家庭慢性病一体化管理体验	质性研究
谢安慰等	儿科新任护士长	工作体验	现象学研究
陈杭健等	住院早产儿父亲	情感体验	质性研究

除了上述常见的标题书写格式之外，还有一种标题由两部分组成，中间用冒号隔开。这种标题有简单明朗的主标题和一个更具描述性的副标题，如"管理说谎的患者：青春期糖尿病患者咨询过程中的监视和自我管理"①。

二、怎样写好前言

有经验的作者都非常重视开头，如果你的开场白没能打动编辑，后面的内容恐怕也很难精彩。如何开头没有固定的模式，但不管怎样起头都要考虑到以下几个方面：

① 怎样简明介绍研究背景，阐述提出问题的原因。

② 怎样把代表"研究对象"或"研究目的"的关键词定义准确，阐明为什么要研究这个问题。

③ 怎样说明问题是否已经解决，用什么方法解决的。

④ 怎样站在该领域的前沿，强调研究的意义。

言简意赅地把上述需要想到的问题表达出来非常重要，假如一开头就偏离主题，接下去便会越离越远，好像一个小人顶着一顶醒目的大帽子，帽子底下的人和帽子没有直接的关系。以我的经验，从"研究目的"或"研究背景"开始，直入主题的开场白是避免"帽子底下开小差"的有效方法。

例1 牛洪艳等的《护理学专业硕士研究生职业认同的质性研究》一文，是从"研究目的"开头的，我们先体会一下这种写法：

职业认同是指个体对社会赋予职业角色的承认，自内心接受该职业，并对所从事职

---

① 大卫·希尔弗曼. 如何做质性研究［M］. 李雪，张劼颖，译. 重庆：重庆大学出版社，2009：249.

业的目的、社会价值及其他因素作出积极的感知和正面的评价。职业认同影响个体的思维、情感和行为，是职业发展的内在激励因素；职业认同较强的个体，工作更具自觉性与积极性，从而展现所属群体的价值，促进职业发展。我国护理学专业硕士研究生（以下简称研究生）教育开始较晚，但发展速度较快，硕士点从 1992 年的 3 个增至 2011 年的 65 个，近年来已经培养了大批高级护理学人才。但是，毕业生毕业后多数进入大中专院校从事护理教育，较少从事临床护理。曹晓翼对上海市 6 家三级甲等综合医院 1 017 名护士的调查发现，研究生比例仅占 0.5%。从事临床护理工作的研究生不足甚至缺乏，研究生职业认同较低的状况，不仅影响临床护理质量的进一步提高，而且不利于学科的完善与发展。本研究旨在了解研究生职业认同的真实感受，探讨其相关影响因素，为护理教育者及管理者提供参考。①

例2　黄天雯等的《西藏自治区县级卫生服务中心护士工作体验的质性研究》一文，是从"研究背景"开头的，我们再体会一下这种写法：

护理是一项体力和脑力相结合的工作，专业的特殊性易导致护士产生生理和心理压力。国内学者认为高原地区护士工作体验与其他地区不同，不仅面临着工作负荷重、组织支持不足、个体应对资源缺乏等普遍性的职业压力，还面临着高原缺氧环境、文化差异等特殊应激源。本研究通过西藏自治区某县级卫生服务中心的护士进行深度访谈，挖掘其工作体验，旨在为西藏县级卫生服务中心提升护理服务能力和加快护理人才队伍建设提供借鉴。②

三、怎样写好对象与方法

如果你初出茅庐，属于写作新手，最好不要单打独斗，找一个具有较高写作能力的合作者以求点拨和指导。或者从模仿开始，广泛阅读权威期刊上发表的质性研究论文，从中汲取养分，为你写好论文打下坚实的基础。因为，你在试图打破常规、寻求创新之前，需先懂得遵循常规。对象与方法是整篇文章中的主要构成部分之一，是你研究的数据来源和基础。精确、透彻的写作方法是把对象与方法分别列为下一级标题，单独聚焦阐述。

1. 研究对象

研究对象是你访谈的样本，假设样本有问题，被访者的回答（即反馈）便会失真。

---

① 牛洪艳，倪静玉. 护理学专业硕士研究生职业认同的质性研究［J］. 中华护理杂志，2013，48（10）：902.

② 黄天雯，白玛曲措，李娜，等. 西藏自治区县级卫生服务中心护士工作体验的质性研究［J］. 中华护理杂志，2018，53（9）：1100－1103.

找对能够回答你问题的人特别重要。如果你探究的是护理专业方面的问题，那么要让读者知道被访者是具备必要的专业技术的。同时，还应该告诉读者，你是怎样预防被访者因为害怕失去名望而告诉你事情应该怎么做，而不是实际上他们是怎样做的。由于在写作前的准备中，你对访谈对象的各方面情况与特征已经有了比较详细的了解，所以你要做到以下几点：

首先，你要说明采用的是哪种抽样方法，是目的抽样、立意抽样还是其他方法？

其次，要详细说明被访者的纳入及排除标准。说清楚你为什么挑选他们作为研究案例，从而表明自己对研究方法的掌握是专业而系统的。

最后，说明是否获得医院伦理委员会批准，并获得被访者的知情同意。

总之，如何选择被访者对研究信度的确立很关键。你并不需要访谈很多人，但是你必须选择那些有合适经验、有见识的人，以及能向你解释他们的知识的人。你不但需要选择能为你的研究主题提供比较全面的看法的访谈对象，还需要选择具有不同背景的人来为你试图建构的理论提供信度。①

2. 研究方法

研究方法是访谈的脚手架，应该保证该框架结构分明，能有逻辑地紧密联系在一起。比如，将研究方法分成"资料收集方法"和"资料分析方法"分别论述。

（1）资料收集方法

有学者认为，访谈开始的 90 秒内你说的什么，很大程度上决定着被访者对你的印象和态度。好的资料收集方法是访谈者能仔细、透彻地考虑和表述访谈的问题，既不要限制或预定被访者的回应范围，又要涵盖研究主题。提问题时要态度亲切、不刻意体现权威感，问题要简洁易懂，特别是对使用的概念、术语要定义清楚，把高深的知识拆解成能听懂的语言，以免被访者产生歧义或理解不透彻。例如，什么叫批判性思维？定义很多。翻译成大白话，就是如何判断真伪。归纳起来，无非是培养以下几种能力②：① 会定义、分析概念；② 能发现论证中隐含的前提假设；③ 能判断信息的可信度；④ 能考虑到不同的可能，用严谨的论证说服他人。批判性思维的基础不是原理，而是丰富的知识。它只是告诉你一系列思维原则，就好像是语法，就算你精通了，但是如果你词汇量很少，仍然没有什么用处，不算掌握了这门语言。

在资料收集方法部分，撰写的主要内容包括：

① 参与访谈的人员、采用的访谈方式，是半结构访谈还是焦点小组访谈。

② 被访者的人数、访谈地点。每位持续访谈的时间，被访者是按照什么方式匿名

---

① 赫伯特·J. 鲁宾，艾琳·S. 鲁宾. 质性访谈方法：聆听与提问的艺术［M］. 卢晖临，连佳佳，李丁，译. 重庆：重庆大学出版社，2010：39 – 46.

② 《得到》App，罗振宇《批判性思维》第 248 期，批判性思维.

编号的。

③ 怎样拟订的访谈提纲，是否查阅过国内外相关文献，是否进行过课题组成员讨论或预访谈。

④ 访谈提纲的具体内容是什么，采用何种方式记录访谈内容（用笔记、录音或录像），怎样确定信息是否饱和。

每一个访谈都应设计把问题拆解到底的几个主要问题，一般不要超过 6 个。下面以牛洪艳等在《护理学专业硕士研究生职业认同的质性研究》中设计的访谈问题为例，主要问题有 4 个：

① 请谈谈您选择读护理学专业研究生的原因；

② 请谈谈您对护理职业的认识和感受；

③ 请谈谈您未来的职业设想；

④ 哪些因素影响您从事护理职业（包括积极和消极因素）。

（2）资料分析方法

如何对一盘散沙般的访谈记录进行资料分析，是研究者普遍会遇到的难题。亨宁克等认为，质性数据分析实际上是研究人员通过数据来了解和诠释被访者的体验。质性数据分析是发现的过程，对研究问题的理解建立在真凭实据的基础上。通过研究数据，研究人员得以揭示被访者的独特观点，了解他们的行为所承载的社会或文化意义，对他们的行为或信仰加以理解并构建理论。研究人员对质性数据遵循严格的步骤来准备、分析和诠释，因此数据展现的意义均以实证为基础。质性数据分析的"科学性"和"创造性"都很重要，高品质的数据分析需要在这两者间加以权衡。没有"创造性"，数据分析就无法诠释意义并构建基于实证的理论；没有"科学性"，数据分析就会缺失过程、技术和严谨性。①

资料分析的法宝有两个：第一，有能力超越对现象的简单罗列；第二，能巧妙地阐述你是怎么做的、为什么这么做和这么做背后有什么道理。而不是像个黑匣子，看不到具体操作过程。这个法宝有两大益处：第一，便于编辑和读者了解你的分析方法科学、程序正确；第二，利于大家知道你的研究结果是怎么得出来的，确定结果值得信赖。具体操作步骤如下：

① 誊写。简要说明采用何种方法将录音逐字转录下来，是直接将声音文件转输到你的电脑上，还是利用相应的软件程序？是尽快用电脑打出来，还是用手誊写？是否在访谈内容转录之后也要发给被访者一份？

② 确定代码。简要说明为被访者赋予代码的方法（用数字还是字母），说明参与数

① 莫妮卡·亨宁克，英格·哈特，阿杰·贝利. 质性研究方法［M］. 王丽娟，徐梦洁，胡豹，译. 杭州：浙江大学出版社，2015：178 - 220.

据编码的人员数量。除了需保存的访谈原始数据存档之外，编码使用的是电脑副本，还是复印的文字誊本？

③ 对数据编码。扼要说明如何使用代码（关键词）为访谈数据编码（贴标签），并保证其一致性。

比如，被访者 A 说"妈妈让我穿秋裤"，这里的问题肯定不是妈妈非让他穿秋裤，而是妈妈希望他别着凉。所以我们在编码时要深入理解问题，不要在"妈妈让我穿秋裤"这个语句上纠结，可以根据研究的主题使用关键词"关心"或"母爱"作为代码。

④ 分析与归纳。简明阐述分析的框架，以及在分析框架下总计归纳出了几个有关的概念或形成的理论。

资料分析的过程就是通过你的理解能力将编码后的"单元资料"转向架构基于证据的新概念、新理论的过程。资料单元具有弹性和灵活性，可以随着分析、归纳的进展予以删除或与其他资料单元自由重组。重组后的资料单元构成一个个小圈子。小圈子与小圈子又构成一个大圈子。用罗伯逊的话说，资料单元如同人体组织的细胞，资料单元与资料单元共同构成的圈子就是人体的器官，而圈子与圈子构成的更大圈子，就像人体组织的功能系统，如呼吸系统、消化系统。这样一层层上去直到最大的一个圈子——主题。①

毋庸置疑，连接这些资料单元与圈子的神秘物质是逻辑思维，它像穿越细胞膜的通道，参与资料单元、圈子与主题之间的串联。

四、怎样写好研究结果

对"研究结果"这个概念的进一步解释可以是它跟对象与方法是因果关系，因为有了前面的访谈数据，所以在结果中你要始终抓住从访谈中发现了什么问题这条主线。

1. 精确、灵活地运用访谈资料

你一定非常认同，要写好质性研究的结果部分，不是通过实验数据，而纯粹是围绕着被访者的感觉、体验和行为的表述，再加上访谈者对于环境和文化因素的理解找到数据之间的相关性，通过思考、推理和追问问题的本质，把问题抽象到最简化的形式，最后提出理解和构建问题的新观点或见解。

阐述研究结果时，对访谈数据的解读不是信马由缰地想象，而是"戴着镣铐跳舞"，要求表述的精确性和忠实性，所以研究者不能为了达到自己主观的想法对被访者

---

① 《得到》App《每天听本书》，黑天鹅智库解读《重新定义管理：合弄制改变世界》（布赖恩·罗伯逊著，潘干译，中信出版社，2015 年）.

的表述添油加醋。质性研究结果的写法最适合发挥作者的写作风格。以前面提到的几篇论文为例（详见表8-5），仔细琢磨一下，看能不能帮助你想明白"研究结果"的写法。

表8-5　研究结果的写法

作者	论文题目	结果的写法
吴亚美等	急性白血病患儿照顾者疾病获益感的现象学研究	2. 结果 2.1 人生哲学的变化 2.1.1 领悟生命的意义；2.1.2 学会接受现实；2.1.3 珍惜当下 2.1.4 坚定信念和希望 2.2 个人能力提升 2.2.1 主动学习能力提升；2.2.2 照护能力提升；2.2.3 自我调控能力提升 2.3 感知多方支持 2.3.1 感知家人的支持；2.3.2 感知同伴及医护人员的支持 2.4 健康相关认知行为的改善
王韧等	ICU专科护士对临床实践学习认识和体验的质性研究	2. 结果 2.1 实习反馈 2.1.1 外院实习的赞同感；2.1.2 实习时间的可商榷性；2.1.3 实习内容的新颖性；2.1.4 培训方式的多样性；2.1.5 带教教师的影响性；2.1.6 考评方式的待统一性 2.2 实习带来的改变 2.2.1 知识的更新；2.2.2 分享交流的机会；2.2.3 思维的改变
谢安慰等	儿科新任护士长工作体验的现象学研究	结果 1. 角色适应不良 2. 应对压力困难 3. 自身成长带来的成就感 4. 对护理部的期望
朱亚珍等	社区卫生站护士对医院-社区-家庭慢性病一体化管理体验的质性研究	2. 结果 2.1 主题1：慢性病一体化管理逐步得到患者的认可，但还需三级甲等医院的配合 2.2 主题2：政府的引导促进了慢性病一体化管理的发展 2.3 主题3：慢性病一体化管理依然存在挑战 2.3.1 慢性病一体化管理对护士自身知识储备要求高；2.3.2 社区医疗资源不足，治疗权限受限；2.3.3 居民就医难、配药难未完满解决；2.3.4 共享信息平台不完善
葛玉荣	留日中国护士职业发展过程的质性研究	3. 结果 3.1 留学前 主题1：职业困惑；主题2：自我开拓的学习 3.2 留学中 主题3：学习课程的确定；主题4：强烈的求知欲和机会的连锁；主题5：学问的升华；主题6：对护理职业认知的转换；主题7：自我实现意识的萌生；主题8：对中国护理的审视 3.3 留学后 主题9：为中国的护理贡献力量

对结果的阐释也有精辟与否之分。我相信，谁都明白"了解了才能说清楚"这个

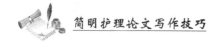

道理，你不可能把你不理解的东西完整地说清楚。现在，既然你已经对所有的访谈数据了如指掌，那就完全有理由把结果写好。

2. 写好结果的四大原则

（1）亮出底牌

亮出底牌指的是通过对大量访谈数据的分析、归纳和提炼，明确指出总共建构了几个主要论点。

（2）把主要论点设置成小标题

首先，把这些论点都一一列出来，从整体到局部，又从局部到整体反复地推敲，看它们之间以及它们与研究目的（即论文的主题）之间是否一环扣一环，紧扣主题。然后按照逻辑关系，轻重有序地排好顺序。提炼出醒目的小标题来表述每个主要论点。你的论点要想让编辑和读者感兴趣，取决于内容，更取决于表达方式。简约是诀窍，小标题要精练再精练。

（3）主要论点来自事实

切记，你的立论要扎实。主要论点是从访谈数据中发现出来的，而不是衍生于理论。你访谈的事实摆在那儿，要善于用现成的、被访者有代表性的原话，让大家印象深刻。对引用的事实要拿捏得当，避免冗长无趣。除此之外，也可以适当使用从理论上找到的依据。

（4）以事实为证据

支持每个论点的证据都要有具体的事例，就像量性研究有具体的数字一样。用心寻找被访者诉说的能最恰当地支撑、解释、扩展该论点的话语，一个事实跟着一个事实，井井有条地呈现于该主要论点之下。既做到用事实对该论点进行有根有据的阐述，还要考虑这些证据能否足以把论点解释清楚，使文章具有说服力。

五、怎样写好讨论

1. 讨论的写作特点

撬开讨论之门最重要的那块砖是你到底解决了什么问题。讨论与结果，仍然具有一种密切的前因和后果的关系。因为在结果部分你已经发现了问题并明确地提出了你的观点，所以在讨论部分要重点阐述：你当初要研究的问题解决了吗？有哪几个主要问题？问题产生的原因是什么？有什么好的解决方法或防范措施？下面，咱们仔细看一下表8-6（包含前面提到的几篇论文），对讨论先有一个初步的感性认识，之后再从理论上详细说明。

表8-6 讨论的写法

作者	论文题目	讨论的写法
张亚飞等[1]	遭受医院暴力护士对暴力原因认识的质性研究	3. 讨论 3.1 提升沟通能力，化解护患矛盾 3.2 提升业务水平和自身能力，提高患者满意度和信任感 3.3 积极推行护理变革，增强护理工作活力 3.4 加强部门间沟通和协作，减少医院暴力 3.5 有效管控患者的期望值 3.6 深化医改，推动"三医联动" 3.7 加强媒体监管，引导理性社会舆论
王韧等	ICU专科护士对临床实践学习认识和体验的质性研究	3. 讨论 3.1 实习方案较能契合专科护士核心能力要求 3.2 带教师资的稀缺和角色重叠给实习质量造成一定负性影响 3.3 实习时间和地点的确定尚在摸索阶段 3.4 专科护士临床实习的考评方案有待完善
谢安慰等	儿科新任护士长工作体验的现象学研究	讨论 1. 重视儿科新任护士长的角色适应问题，帮助其转变观念，提高沟通能力 2. 关注儿科新任护士长的压力源，通过多种途径协助其积极应对 3. 肯定新任护士长的进步，给予人文关怀，并提供针对性培训
朱亚珍等	社区卫生站护士对医院-社区-家庭慢性病一体化管理体验的质性研究	3. 讨论 3.1 三级甲等医院对社区慢性病一体化管理的配合度有待提高 3.2 社区居民需求与基层医疗资源及权限之间的矛盾还没有完全解决 3.3 站点护士的岗位胜任力还需提高
葛玉荣	留日中国护士职业发展过程的质性研究	4. 讨论 4.1 加强对护理职业的认知教育是促进我国护士职业发展的前提 4.2 持续自我学习是护士职业发展的基础 4.3 构建护理职业发展体系是促进我国护士职业发展的有效途径

2. 写好讨论的技巧

在讨论部分作者论述的核心是问题产生的原因和解决问题的方法，借此印证该研究的现实意义。对讨论的阐释，远远不是援引寥寥几句访谈者的话语和你自己的直接回答那么简单，需要满足下述几个主要条件。

（1）成为解决问题的高手

讨论，是在收集到事实、得出结果之后所做的"事后主观解释"。尽管这种解释与访谈的事实相一致，但是不同的作者从同一事实或同一结果中可以"跳跃"出不同的

① 张亚飞，隋树杰. 遭受医院暴力护士对暴力原因认识的质性研究 [J]，中华护理杂志，2016，51（11）：1335－1338.

解决方案或理论解释。也就是说，你不要循规蹈矩，而要成为解决问题的高手。学会一只脚站在熟悉的访谈数据上，另一只脚站在一个可资借鉴的新领域进行想法的碰撞和连接。你知道的东西越多、思维越活跃，点子就越多，越容易产生创新的想法。

正如贝蒂所说，想象力是看不见，也摸不着的能力，却是可以训练出来的。他把这个训练叫作"对话"。也就是通过看，让观察力与想象力产生对话，这恰恰能产生创造力。①

（2）提炼出简明、独特的小标题

把与主题明确关联、要讨论的问题想清楚，分别列出。有逻辑地将它们排序，并冠以扣题、精练的小标题，一目了然。切忌：① 小标题过长；② 根本就没有小标题，编辑和读者费劲找到的只是隐藏在一个个序号后面自然段段首的一句话。

（3）严丝合缝的解释

对问题产生的原因、解决方法等相关问题予以回答。所谓回答，就是进行前后一致、有助于理解和指导改进的解释，证明你阐述得有道理。一个充分的阐释，是指以合乎逻辑的方式进行深刻的分析和举证。

用于举证的既可以是访谈的数据，也可以是现成的理论。对讨论中涉及的所有问题、情境或生成中的理论都要问问自己：证据充分吗？逻辑链条完整吗？解释得严丝合缝吗？有没有前后矛盾、遗漏或偏见？

六、怎样写好结论或小结

一篇让人叫好的论文应该首尾呼应。如果一篇文章没有结尾，你会不会感觉缺了点什么？没有结论或小结怎么称得上论文呢！

无论以结论还是以小结结尾，都应贯穿一条基本原则——所有的阐述在内容上都要显得更加深刻。写好结尾的要点如下：

（1）结论的内容要与前言中陈述的主要问题保持一致，如研究结果是否达到了研究目的。

（2）站在学科的高度，概括研究发现；探讨研究结果的意义或研究的独特贡献；客观地指出研究的局限性，或者指出进一步研究的重点。

（3）结论应当简洁、明确。避免提出进一步的论证而使结论变成另一段文章的开头。

仅举一个例子，便于大家对结论的写法有个初步印象。王韧等《ICU 专科护士对临

---

① 《得到》App《每天听本书》，方文解读《像艺术家一样思考》（贝蒂·艾德华著，张索娃译，北方文艺出版社、海南出版社，2006 年）.

床实践学习认识和体验的质性研究》一文的结论是这样写的：

本次集体焦点访谈是针对研究生层次的 ICU 专科护士培训班学员对临床实践学习的认识和体验。本实习方案的构建和实施在培训 ICU 专科护士的实践能力方面进行了初步探索。学员们在表示赞同和有收获的同时，也提出了有待完善之处，如带教资质、考评方式等，需要相关人员在不断的实践积累中借鉴国外先进经验，逐步形成符合我国国情的 ICU 护士实践培训体系。同时本研究仅选取 1 个培训年度的研究生层次的专科护士进行访谈，样本量较小，质性研究的方法也限制了研究结果的推广性。

假设，本章的内容在此戛然而止，你会不会感到有点突兀。如果我再提一条建议："事情还是你访谈的事情，结果还是你得出的那个结果，能否用精彩的语言把重点在结论中表达出来，就看你的写作功夫了。" 现在你的感觉会好点吗？这就是结尾的魅力！

第九章

实验研究性论文的写作

第一节　基本概念与选题

在许多护士心里，实验研究简直就是横亘在眼前的一座高山，非常具有挑战性。然而，事实是实验研究的能力是可以像学习护理专业知识一样学习的，只要你有一种与它死磕到底的精神，肯定能把这种技能拿下。这个话题说起来比较沉重，我先说一个小例子做个铺垫，轻松一下。

前几天，我突然萌生了一个想法，应该写一段关于《简明护理论文写作技巧》一书的内容介绍，以便请我护理界的老朋友帮助在她们的朋友圈中转发，让更多的同行知道。这若在一年之前，恐怕至少要用 3～5 天才能完成从思考到反复修改直至定稿。这回，我仅用了十几分钟就一气呵成了。当时，我的想法像潮水一样涌出来，写完之后，通读一遍仅对个别字做了修改，自我感觉条理清晰、文字押韵，读起来顺溜有节奏，心里顿时生出了一点小骄傲。内容如下：

《简明护理论文写作技巧》伴你成材

你写论文我来教，

这本书里有诀窍。

理论新颖且前沿，

技巧鲜明难忘掉。

易懂好记学得快，

脑洞大开见成效。

你看看，谁说退休了就干不了事了？谁说年龄大了就学什么也没用了？谁说人上了年纪就什么也记不住了？我这不是用自我对照实验证明了"终身学习"的成果吗？况且，现在的年轻人，正走在实现中国梦的征程上，可不能辜负了这个好时代！

话再说回来，这怎么就成了自我对照实验了呢？原因很简单，从 2018 年 2 月 19 日到 2019 年 3 月 5 日，我在《得到》App 听了专家对 1 017 本书的解读，学习了 6 576 节课程，内容涵盖了医学、哲学、心理学、社会学、管理学、经济学、物理学、历史、文学、音乐、美术、人工智能等。前面提到的"内容简介"恰恰成为我跨界学习之前与之后创新思维的对照指标。

说了这么多，我想告诉你的是，只要你认真读完本书之后，再给自己制订一个小目标，即每天至少抽出半个小时，或看书、积累资料，或练习写文章，坚持一年之后，距离自己能写出一篇之前想都不敢想的论文就不远了。

一、基本概念

1. 护理实验研究的含义

实验研究是源自自然科学，用来检验关于变量间因果关系假设的一种科学方法，多年来也被广泛应用于社会科学（如心理学）的研究中。近年，护理专业期刊发表的实验研究性论文越来越多，足以表明我国护理人员研究水平的飞速发展。

通俗地说，护理实验研究是研究者根据研究目的，经过缜密思考，预先对要探索和解决的护理问题提出一种明确且具体的因果关系的理论假设（假说），然后人为地施加一种或几种干预作为自变量（又称实验刺激），来观察它对另一个变量（因变量，又称结果变量）所产生的效果，从而比较不同干预结果间的差异，评估自变量与因变量之间是否具有因果关系的方法。

所谓因果关系，是指当自变量（简称 A）存在时，相应的结果因变量（简称 B）就会出现，A 不存在时 B 就不会出现。虽然它的定义并不那么复杂，但要分离出那个关键的自变量，操作起来并不容易。在护理研究中，你首先要形成 A 与 B 两个变量之间有内在联系的想法（发现），之后要排除发生在 A 以外的、可能导致 B 发生的混淆因素，最后还要用实验统计数据证明 A 的发生确实可以导致 B 的结果。

如翟聪利等在 WHO 以及我国《新生儿早期基本保健技术的临床实施建议》推荐的基础上，假设新生儿出生后立即与母亲皮肤接触持续 90 分钟、延迟脐带结扎、袋鼠式护理等干预措施（A），有利于维持新生儿体温，增加新生儿安全感，促进母乳喂养（B），于是进行了"母婴皮肤接触持续时间对新生儿影响的研究"，结果表明这两者（A 与 B）之间确实存在因果关系。[①]

2. 实验研究的分类

总体来讲，实验研究分为两类：标准实验研究和准实验研究。

---

① 翟聪利，孙慧娜，毛竹香，等. 母婴皮肤接触持续时间对新生儿影响的研究 ［J］. 中华护理杂志，2018，53（12）：1419－1423.

（1）标准实验研究

就是严格控制的实验，包含实验研究的全部要求：

① 研究对象来自同一总体。

② 设立对照组：实验组（接受实验刺激的一组对象）、控制组（即对照组，不给予实验刺激的一组对象）。

③ 随机分组。

④ 主动操纵自变量，观察因变量。

⑤ 统一的观察和评估标准。

⑥ 精确的统计分析。

⑦ 验证假设，推论因果关系是否成立。

（2）准实验研究（又称类实验研究）

就是未能满足标准实验研究全部要求，缺少一个（或多个）条件和部分的实验，但其设计仍允许提出某些因果关系的推论。准实验对于因果关系推论的效度（准确性）不如标准实验高，难免会产生跟现实有偏差的结论。诸如：

① 研究对象并非来自同一总体（如对照组取自半年或一年前的同种病人）。

② 研究对象无严格的纳入或排除标准（不能确保同质性）。

③ 未完全排除无关变量（混淆因素）。

……

举一个例子，刘溢思等就将其撰写的《短信教育改善急性冠状动脉综合征患者介入术后服药依从性的效果研究》[①] 一文，自行定义为类实验研究。

由于这两种研究论文的写作方法大致相同，所以在本章一并讲述。

二、护理实验研究的特点

1. 建立研究假设（也称假说）

护理实验研究的本质是"事前说"，所以又俗称前瞻性研究，用以预测未来。它与"事后说"（被称为回顾性研究）的个案护理、观察性研究的性质截然不同。

先举一件我亲身经历的事。1970 年，我是一所林业局职工医院的护士。10 月的一天，我在病房值夜班，22 点左右，病人的一切处置都忙完了。我去厕所时突然晕倒，值班医生听到动静后赶来把我扶进值班室，她见我面色苍白，一摸我的前额感到有些烫

① 刘溢思，李怡然，吴瑛. 短信教育改善急性冠状动脉综合征患者介入术后服药依从性的效果研究［J］. 中华护理杂志，2015，50（6）：660－664.

手，测体温为39.3℃。她问我有什么感觉，我说这几天咳嗽、恶心，今晚都没去食堂吃饭，她立刻扶我去X光室，拍了胸部正侧位片，诊断为大叶肺炎。于是开始住院治疗，每天常规静脉输注卤碱注射液500mL（每日两次），无其他治疗。现在大家一听卤碱疗法就像听到鸡血疗法一样觉得可笑，当时却很流行，而且我也真的治愈了，怎么解释呢？其实很好理解，大量实践证明，像我这样能治愈的病人概率不算小，治愈的原因也许是我太幸运了，或许是因为当时我年轻、身体底子好，也可能还是因为安慰剂效应或机体的自我修复能力强。总之是说不清了。护理实验研究则与此恰恰相反。它是从一个有因果关系的简单、明确的假设开始，事前印证这种解决问题的方法是有效的。这就解决了事后诸葛亮的问题，让病人受益。

所谓假设，是指研究者在综合运用自己的观察、理论知识和他人经验的基础上，对所研究问题提出的假定性看法和猜测。具体可以表达为：实验者对自变量（A）与因变量（B）之间因果关系的推测与判断。也可以用"探讨A与B之间因果关系"这样的说法来代替。

因为假设不是事实，它只是一个猜想或假想，所以提出假设的目的不是为了预先确定研究结果，而是提供一个基本思路，以便与实际的研究结果进行对照，予以验证。当然，并不是每一个假设都能如研究者所愿与研究结果相符，但实验能告诉我们一个真实的结果。无论结果与假设是否一致，都能为工作实践提供经验。如果实验证明假设是错误的，那么就要推翻这个假设，或者尝试对这个假设进行修订和改进。

假设是对原因和结果关系的试探性阐述，一般而言，假设总是被描述为"如果……那么……"的形式，主要指特定的结果是从特定的条件中得来的。[①]

2. 控制实验自变量

在护理实验研究中，这个自变量就是你假设的"有效干预措施"，具有可以人为操纵、量化评估的特点。由于研究者探究解决的问题复杂且多样，故自变量需依据假设而定。我们大致可以将自变量分为两大类：介入性自变量和非介入性自变量。下面分别予以说明。

（1）介入性自变量

介入性自变量是指研究者利用某种能直接操纵并改变它的频数、剂量或强度的护理干预措施，促使被试产生反应的变量。浓缩成一句话，即触及被试身体（如用药、护理操作等）的变量。举两个例子：

---

① 理查德·格里格，菲利普·津巴多. 心理学与生活［M］. 王垒，王甦，译. 北京：人民邮电出版社，2007：19－20.

> **例1**　常红等的《量化食物稠度对减少脑卒中吞咽障碍患者误吸的效果评价》①
>
> **例2**　李秋芳等的《极低和超低出生体重儿舌下黏膜涂抹亲母初乳的免疫效果研究》②

为了便于理解，我对例2的研究结构进行拆解，你一看就明白了。

① 自变量：初乳舌下涂抹。

② 因变量：分别取自脐血和出生第5天外周血检测的分泌型免疫球蛋白A和乳铁球蛋白的含量。

③ 理论假设：初乳舌下黏膜涂抹是极（超）低出生体重儿获取母体被动免疫保护物质的安全有效途径。

④ 假设的理论与实践依据：根据初乳含有新生儿生长发育所需的全部物质、是最有效的天然免疫促进剂的医学原理，鉴于临床初乳针管滴注口咽部具有一定呛咳窒息的风险，借鉴临床舌下黏膜给药快速吸收的机制。

⑤ 实验分组：按照有无涂抹初乳将患儿分为实验组和对照组。

⑥ 结果：与假设相一致。检测数据证明出生胎龄越小的早产儿，其母亲初乳为患儿提供有效的被动免疫物质越多。

（2）非介入性自变量

非介入性自变量，是指那些不触及被试身体的外界变量。由于研究者无法直接操纵被研究对象独有的生理特征——性别、年龄、身高、体重、血型，或心理特征——智力、情商、性格等，可以将时间、空间、环境、条件、理论、程序等外界变化作为干预措施，促进被试产生反应。例如：

> **例1**　汪文娟等的《专科化游戏干预在眼科学龄前患儿围手术期护理中的应用研究》③
>
> **例2**　王秀华等的《以问题为基础的案例教学模式在内科护理中的应用研究》④

---

① 常红，赵洁，张诗涵，等. 量化食物稠度对减少脑卒中吞咽障碍患者误吸的效果评价［J］. 中华护理杂志，2018，53（1）：32－35.

② 李秋芳，王华，柳诊月，等. 极低和超低出生体重儿舌下黏膜涂抹亲母初乳的免疫效果研究［J］. 中华护理杂志，2018，53（12）：1424－1428.

③ 汪文娟，周亚琴，何双八，等. 专科化游戏干预在眼科学龄前患儿围手术期护理中的应用研究［J］. 中华护理杂志，2018，53（12）：429－1433.

④ 王秀华，谷灿，毛婷，等. 以问题为基础的案例教学模式在内科护理学中的应用研究［J］. 中华护理教育，2014，11（6）：405－408.

下面我也对例 2 的研究结构进行了提炼，看看能否让你恍然大悟。

① 自变量：新的教学模式［即以问题为基础的学习（PBL）与以病例为基础的学习（CRL）相结合的教学模式］。

② 因变量：批判性思维能力、自主学习能力、综合技能、专业精神。

③ 理论假设：以问题为基础与以病例为基础相结合的教学模式，能提高护理本科生的批判性思维能力及综合技能。

④ 假设的理论与实践依据：以问题为核心的教学方法已成为国际上公认的最受欢迎的教学方法；以病例为基础的教学，不仅场景真实，而且能从"以人为本"的理念出发，全面整体地评估临床患者的状况，以发现问题并引发思考。二者既有协同性，又有互补性。

⑤ 实验分组：135 名本科生随机分为实验组（PBL 与 CRL 相结合的教学模式）和对照组（传统教学模式）。

⑥ 结果：根据对评价指标的统计数据表明，假设成立。自变量与因变量之间确实存在因果关系。

⑦ 结论：PBL 与 CRL 相结合的教学模式，能明显提高学生的批判性思维能力、自主学习能力、综合技能、专业精神。

三、护理实验研究的选题

1. 选题方法

（1）寻求理论启发

实验研究的好想法不是凭空冒出来的，你得学习好多别人的经验，看看别人是怎么做的。我的诀窍是先看内部和同行，再看国际前沿，然后跨界寻找不同领域可以参考的期刊资料，掌握的套路和理论越多、越领先于别人，选项就越多。

上面提到的几位作者的研究实例无不受到某种理论的启发。现在再以冯嘉蕾等的《新生儿延迟断脐对母婴结局的影响研究》[①] 一文为实例，看看理论是如何帮助他们打开提出假设、进行实验研究这个闸门的。我特意将作者标注的参考文献序号保留，利于你清楚地识别作者在何处引用了他人的理论。该文在前言中指出（略有改动，意思不变）：

分娩后立即结扎脐带作为积极处理第三产程的步骤之一，是目前产科的常规操作。

---

① 冯嘉蕾，刘军，包艾荣，等. 新生儿延迟断脐对母婴结局的影响研究［J］. 中华护理杂志 2018，53（2）：144－148.

但有国内外研究[1-2]认为，即刻结扎脐带会阻碍血流从胎盘向新生儿的重新分布，导致新生儿铁缺乏、呼吸困难、贫血、产妇产后出血、母乳喂养率降低[3]。有研究[4-5]认为，延迟结扎脐带可以预防新生儿 6 个月内的缺铁性贫血，作用明显且成本低廉。目前国际上推荐的新生儿延迟结扎脐带时间差异较大，从胎儿娩出后 30 s 至 3 min、脐带搏动停止或胎盘娩出不等。延迟断脐标准不同，不能很好地指导临床实践。根据 WHO[6] 及我国《产后出血预防与处理指南（2014）》[7]关于延迟结扎脐带的推荐意见，展开此项研究，以期更好地指导延迟断脐在我国的广泛开展。

不同的作者，关注点不一样，死盯着一两本专业期刊肯定是不够的，建议你要跟踪国家有关的医疗政策或临床指南。对同一个主题的书籍也要多读几本，尤其是最新出版的知名度较高、评价较好的国内外专著，从而得到一个系统、完整的认识。最后从搜集到的所有相关资料中，提炼出一个具有研究价值的课题就不难了。不过话又说回来，并不是所有的书或期刊里的文章都是好的，请参见图 9-1 书籍金字塔①。怎样才能辨别出哪些是值得你读的东西呢？不要着急，只要养成了阅读习惯，读的书和期刊里的文章多了，见识广了，辨别能力自然就练出来了。

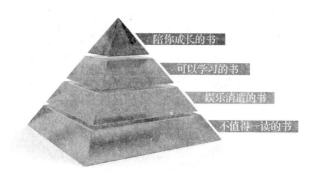

陪你成长的书
可以学习的书
娱乐消遣的书
不值得一读的书

图 9-1　书籍金字塔

（2）注重经验升华

很多人都有这样的感觉，在工作中遇到自己感兴趣或喜欢做的事情时，就不觉得难，也不觉得累。那你是否想过利用自己的乐趣和丰富的经验来研究解决实践中的问题呢？传统观念认为，你想要创新、搞实验研究，就一定要有高深的理论，其实不然，善用实践经验也是发现和选择实验研究问题的一条捷径。只是我们很少这样去思考。举一个例子：

罗伯特·西奥迪尼等介绍，英国医疗机构对病人"放鸽子"（即约好的事却没做）的总成本做了个估算，大概是每年损失 71 亿元人民币。后来是怎么解决的呢？说起来特别简单：他们不让护士帮病人填写预约时间了，改成让病人自己填，这就等于做了个

---

① 《少年得到》App，罗兰名著精讲《如何阅读一本书》（读书的最高境界是什么？）（莫提默·J. 艾德勒、查尔斯·范多伦著，郝明义、朱衣译，商务印书馆，2014 年）.

承诺。就这点小改动，病人"放鸽子"的概率下降了 18%，相当于省下了 12 亿元人民币。花费的成本是多少呢？是零。①

如果你用心，类似的问题在你的手头和身边并不难发现。那问问自己为什么想不到呢？是不是自己的问题意识和善于把观察与积累的经验升华为实验研究能力方面有待提高呢？

（3）理论与实践相结合

用当下最时髦的话来说，理论与实践相结合就是"混搭"，是一种最有效的选题方法。这里的理论是指你长年累月付出成本（时间、金钱、精力），所获得的知识储备。它们有助于你发现新的关联、对比、含义，以及专家间不同的观点，进而丰富你的思考。思考过程包括大量的心理活动，其中质疑、联想、解释、评价和判断对于发现实践中的问题最为重要。

接下来的问题是，怎样才能把真正要研究的问题从混乱的思维中分离出来呢？技巧是向自己提问。自言自语这个简单的方法可以简化问题。把你感到难以做出决断的东西直白地讲出来，像剥洋葱皮一样，把无关紧要的想法一层一层地剥去，直至使模糊不清和看似复杂的想法变得精准。举个例子，樊雪梅等在《挤压脐带断脐对胎龄小于 32 周早产儿贫血和黄疸的影响研究》② 一文的前言写道（注：我同样保留了参考文献序号）：

研究[1] 表明，60% 以上胎龄 <32 周的早产儿会因贫血接受至少一次输血，外源性输血不仅增加早产儿感染血源性疾病的风险，也可造成溶血、感染和氧化应激损伤等一系列不良反应，因此增加胎龄 <32 周早产儿的胎盘输血至关重要[2-4]。胎盘输血的方式包括延迟断脐和挤压脐带[5]。大量文献[7-8] 报告，延迟断脐可提高早产儿出生后的红细胞压积，增加出生时的铁储备，减少贫血的发生。HWO[9] 于 2014 年开发并推行新生儿早期基本保健指南，推荐延迟断脐，即待脐带搏动消失后再断脐。但由于延迟断脐需要等待一段时间，且临床尚缺乏在推迟断脐的同时进行新生儿复苏的支持条件，因而可能延迟出生时有窒息情况的早产儿的复苏。近年来有学者[2,12-13] 提出了挤压脐带断血。目前关于挤压脐带在胎龄 <32 周早产儿中的研究较少，其胎盘输血效果及是否会造成血细胞的破坏，增加病理性黄疸的风险仍不明确。本研究通过比较挤压脐带断脐、延迟断脐和立即断脐对胎龄 <32 周早产儿贫血和黄疸的影响，为该类早产儿提供适合的断脐方法提供依据。

你看，理论高度加上实践经验不是 1 + 1 = 2，而是 1 + 1 > 2，它们会助推你选题的

①　《得到》App，曾捷解读《细节：如何轻松影响他人》（罗伯特·西奥迪尼、史蒂夫·马丁、诺瓦·戈尔茨坦著，苏西译，中信出版集团，2016 年）.

②　樊雪梅，周春秀，张爱霞，等. 挤压脐带断脐对胎龄小于 32 周早产儿贫血和黄疸的影响研究[J]. 中华护理杂志，2018，53（2）：149 – 153.

整体判断力，筛选出理论联系实际、应用效果可靠、见解独特的问题。

2. 选题原则

（1）立足需求

护理研究的关键在于脑子里的假设是否符合脑子外面的世界——工作的需求。由于实验研究不是为了研究而研究，因此提出合适的问题很重要。不能匆匆忙忙地开始，应围绕着要解决的问题，尽可能多地提问。首先要问自己为什么要解决这个问题？然后再问自己解决了这个问题能给我们的工作带来真正的帮助吗？在选题方面，应该始终以"工作上有需求、技术上有改进、服务对象能受益"为原则。

关于立足需求这个选题原则，也许薄世宁的这句话会令你大脑开窍：为什么医生都在努力精进，成为高手？因为在生命面前，没有人会容忍平庸。①

（2）有创见性

提到创见性，你会不会立刻感觉离你很遥远。其实不是，说白了创见性就是基于你已有的信息洞察新的现象、能使用新数据揭示问题的本质、善于应用经验弥补工作漏洞或缺陷、会利用多学科理论去思考和研究本专科的发展趋势……总之，一句话就是：从独到的角度挖掘出可以帮助我们更有效率地工作、解决问题的新东西。前面的例子会对你的创见性有所启迪，即它不但取决于你的实践经验有多少，还取决于你的理论根基有多深。理论根基越深，汲取的多学科知识营养越丰富。纽波特的这句话很有道理：想要有真正创新的想法，先进入最前沿的领域。②

第二节　写作前的准备

制订出切实可行的实验研究计划是论文写作前最重要的准备。打个比方，在护理研究中，实验研究计划就如同开工前的建筑图纸和影视剧本，是保证整个研究工作有目的有计划地执行，最大限度地减少研究误差的基础。

制订有效的研究计划，意味着你要在头脑里进行预想和预演，把实验的程序、可能遇到的障碍都想一遍，找出最好的应对方案。其思维模式是：提出假设、收集证据、验证假设，把抽象的概念形式转化为客观的具体的行为措施，主要包括下述几个方面。

---

① 薄世宁. 薄世宁医学通识讲义［M］. 北京：中信出版集团，2009：89.
② 《得到》App，张凯解读《优秀到不能被忽视》（卡尔·纽波特著，张宝译，北京联合出版社，2016年版）.

一、确定实验研究的主题

实验研究的主题确定了，论文的主题也就有着落了。确定主题的关键是真正找对你的假设，不要在没有经验和理论基础的假设上浪费时间。另外还有一点，就是千万不要把相关关系当作因果关系作为假设予以研究。关于这个问题，薛兆丰的阐释会对你有所启发，他说：

比如，"一唱雄鸡天下白"，你看，鸡叫了，天跟着就亮了。那是不是鸡叫导致了天亮呢？显然不是这样。事实上，鸡叫和天亮只不过是有相关关系的两个时间，它们差不多在同一个时刻发生，却不意味着一件事情导致另一件事情的发生。①

在实验研究的因果关系与相关关系中，虽然都在 A 发生之后，B 也发生了，但是它们之间的本质区别在于因果关系中的 A 是可以控制的，相关关系中的 A 则只能测量。

在确定实验研究的主题时，要认识到下述几点：

① 主题的提炼很难一次完成，需要一个不断深化认识，进行反复推敲的过程。

② 尽量多列出几个可供选择的研究题目，分析每个题目的优劣，看看自己选择哪一个最有把握。

③ 做出选择，界定主题的范围，让问题具有确定性和针对性，避免偏离或混淆主题。

④ 关于研究中的伦理问题，已经有了一套成熟的制度。第一，尊重患者的自主权（知情同意）；第二，对患者有利；第三，不伤害患者；第四，公正。②

无论是病因学、流行病学、药效学，还是临床新疗法的实验研究，前期都免不了进行动物实验，积累数据、验证假设，之后在保证病人安全的基础上才能开展临床实验研究。由于学科特点的不同，开展护理学动物实验的数量较少。黄妍等的《近十年我国护理学动物实验研究计量实证分析》③ 结果表明：从 2004—2013 年，10 年间只检出 99 篇相关的论著，研究动物有兔、鼠、犬、猪、羊。尽管如此，这并不意味着可以随意进行临床护理实验。虽然你认为某种新的护理干预措施（如用药或护理方法）能够促进病人的健康，不会带来不良后果，但是也需要病人的知情同意，以及医院伦理委员会的审查、批准，然后才能开展实验研究。

---

① 《少年得到》App，薛兆丰《少年经济学：学会独立思考和判断》.

② 《得到》App，东天解读《医学伦理》（托尼·霍普著，吴俊华、李方、裘劼人译，译林出版社，2015 年）.

③ 黄妍. 近十年我国护理学动物实验研究计量实证分析 [J]. 护理学杂志，2014，29（18）：82.

二、实验对象的选择和分组

1. 实验对象的选择

（1）明确受试对象范围

随机化，是选择实验对象的一项根本原则，是保证被研究的样本具有代表性和同质性的重要手段。什么是同质性呢？同质性与异质性是两个相对的概念，分别代表总体在各种变量上分布集中与分散的程度。一般来说，要达到同样的精确性，在同质程度高的总体中抽样时，所需要的样本量就小一些；反之，在异质程度高的总体中抽样时，所需要的样本量就大一些。

为此，你要根据假设严格限定受试对象的纳入标准和排除标准，避免选择性偏倚（偏差）。所谓选择性偏倚，就是纳入标准和排除标准没有设置好，致使实验对象缺乏同质性。确保制订的纳入和排除标准科学、严谨的技巧是多参考同类研究中受试对象的选择条件，有助于你考虑得更周全。

（2）受试对象的数量（估算样本量）

估算样本量，即确定纳入研究对象的最少样本例数。样本量是确保研究的重复原则、减少抽样误差的基础，拥有足够的样本量（人数既不过多也不过少），才能使研究结论具有一定的可信度。估算样本量的方法有多种，由于样本量估算是在研究之前，而样本量估算时又要已知总体标准差、总体率和容许误差的估计值，因此这些值需要根据前人的研究结果、预实验结果或统计理论进行估计。①

下述估算样本量的方法在护理研究中都有使用，你可以选用适合自己的一种，也可以综合运用。主要包括以下几点。

① 样本估算公式。估算样本量时，由于研究设计的假设检验方法不同，样本含量的计算公式也各不相同，故不赘述，可查阅相关资料。

如宋娟等在《不同护理措施预防重症患者失禁相关性皮炎的对比研究》中，先由预实验得出失禁相关性皮炎发生率，之后根据多样本率样本含量公式测算出所需样本量每组 25 例，考虑可能的脱落率 10%，每组 28 例（共 4 组），共入选 112 例患者。

② 根据研究理论。根据已发表的类似研究结果进行合理估算样本数的例子也不少。

如刘溢思等在《短信教育改善急性冠状动脉综合征患者介入术后服药依从性的效果研究》② 中，其样本量的计算方法就是：查阅文献，获得冠心病病人出院半年后的服药

---

① 颜虹，徐勇勇. 医学统计学［M］. 北京：人民卫生出版社，2005：253.

② 刘溢思，李怡然，吴瑛. 短信教育改善急性冠状动脉综合征患者介入术后服药依从性的效果研究［J］. 中华护理杂志，2015，50（6）：660－664.

依从性为 40%，估计本研究干预后依从性可以提高 30%，取 80% 的检验效能，算得每组的样本量为 33 例，两组共需 66 例，考虑有 20% 的失访率，算得总共需要样本 82 例。

③ 预试验。由少量受试者进行预试验获得样本量是临床护理研究中常用的方法之一。

如王娴等在《茶黄膏外敷预防 PICC 置管后机械性静脉炎的效果》[①] 中，根据预实验及经验估计 PICC 术后静脉炎发生率（P），得 $P_{max} = 95\%$，$P_{min} = 63\%$，取 $\alpha = 0.05$，$\beta = 0.10$，$\lambda = 12.65$，计算得出每组样本量为 35 例，加上 30% 的样本流失率，计划各组纳入病例 46 例，3 组共 138 例。

④ 样本量估算还可以用查表法。样本估算还受到某些先决条件（又称已知条件）的影响，诸如检验水平 α。α 是检验水平（亦称检验水准）的代表符号，是预先规定的判断小概率事件的概率尺度。一般取 $\alpha = 0.05$，α 越小所需样本含量越大。具体操作时，样本量一般要比估算值多 10% ~ 20%。[②]

⑤ 理查德·格里格认为，一般来讲，心理实验使用 20 ~ 100 名被试，能够从这个样本推导出它所代表的总体。[③]

⑥ 利用统计软件的功效分析模块测算。我们常用的统计软件（如 SAS、SPSS）都有利用功效分析来估算样本量的模块，进入软件程序，打开相关界面，填写上面需要的一些信息，输入需要的参数，便可自动计算出样本量。它们的使用方法可参见相关专著或在网上查看有关视频讲座和文章。

2. 实验对象的分组

（1）随机化分组（又称被试间设计、相互对照）

随机化分组即按照随机抽样的方法，将实验对象从总体中无选择地抽取并均衡地分配到实验组和控制组。根据不同实验的要求，可以选择不同的随机分组方法。主要的方法有：

① 抛硬币法。以硬币的正、反面分为实验组和对照组。

② 抽签法。采用信封抽取，按信封内数字的奇数、偶数或字母的 A、B 分为实验组或对照组。

③ 按顺序排列。如按照住院的先后顺序编号，号码奇数者为实验组、偶数者为对照组；也可采用顺序编号的前一半和后一半分组。

---

① 王娴，张洁. 茶黄膏外敷预防 PICC 置管后机械性静脉炎的效果 [J]. 中华护理杂志，2014，49（10）：1260 – 126.

② 颜虹，徐勇勇. 医学统计学 [M]. 北京：人民卫生出版社，2005：252 – 267.

③ 理查德·格里格，菲利普·津巴多. 心理学与生活 [M]. 王垒，译. 北京：人民邮电出版社，2007：23.

④ 用随机数字表。这是一个由 0 ~ 9 十个数字组成的 50 行 50 列的数字表。欲获得随机数，则要事先根据研究性质确定随机数的位数，然后任意指定行和列，按事先确定的方向和方法读取随机数。

颜虹等用实例简明地阐述了如何使用随机数字表的方法，将符合实验要求的 20 只动物随机分配到 A、B 两组。首先将动物从 1 ~ 20 编号。按数字表，任意指定 10 行 15 列，从左到右依次读取 20 个两位的随机数字，按随机数字的大小排序，如果随机数字相同，按先后顺序，先出现的为小号，序号为 1 ~ 10 号对应的实验动物分为 A 组，11 ~ 20 号对应的实验动物分为 B 组。详见表 9-1。①

表 9-1　20 个实验对象的随机分组

编号	随机数	从小到大排序	分组	编号	随机数	从小到大排序	分组
1	23	6	A	11	09	2	A
2	34	11	B	12	79	18	B
3	27	9	A	13	49	15	B
4	85	19	B	14	74	17	B
5	13	3	A	15	16	4	A
6	99	20	B	16	32	10	A
7	24	8	A	17	23	7	A
8	44	13	B	18	02	1	A
9	49	14	B	19	57	16	B
10	18	5	A	20	35	12	B

⑤ 计算机随机数发生器。利用计算机统计软件获得随机数是常用的方法之一。一般需事先指定一个种子数（seed），相当于在随机数字表上指定行和列。例如，颜虹等在 SAS（8.2 版本）中指定种子数为其写作的日期"20041211"，产生 10 个随机数：0.888 91，0.639 08，0.281 27，0.985 10，0.721 15，0.883 90，0.177 69，0.003 98，0.585 77，0.306 17。因计算机产生的随机数在 0 ~ 1 之间，若要得到 0 ~ 999 的随机数，则要将每个数乘以 1 000，并取整即可得到：888，639，281，985，721，883，177，003，585，306。②

⑦ 另外，可参见第七章的随机分组。

（2）自身对照（亦称被试内设计）

与分组对照方法相反，自身对照是对同一个被试进行同源配对。通俗地说，就是用每一个被试作为其自己的参照。这种对照有 4 种形式。

---

① 颜虹，徐勇勇. 医学统计学［M］. 北京：人民卫生出版社，2005：14 - 15.
② 颜虹，徐勇勇. 医学统计学［M］. 北京：人民卫生出版社，2005：14.

① 处理前后自身对照：用被试实验前（前试）与实验后（后试）的结果做对照。

② 同时自身对照：用被试身体左右对称部分给予不同处理的实验结果做对照。

③ 交叉自身对照：用同一受试对象先后交叉地接受两种处理后的结果相对照。

④ 在心理实验研究中，还可以将开始进行实验处理前被试的行为与处理后的行为做比较。①

应用自身对照方法进行护理研究的论文并不少见，比如：

黄丽等在《不停泵密闭式双向回血法在患者血液透析结束时的应用》② 一文中采用的就是自身对照。他们对符合研究条件的 50 例血液透析患者，先采用"密闭式双向回血法"，后使用"不停泵密闭式双向回血法"，每例患者采用两种方法（自变量）各进行 12 次血液透析。评价效果（因变量）为：回血时间的测定、回输生理盐水量、残余液红细胞计数和并发症的观察。

李岩等在《构建曲线型仰卧手术体位的试验研究》③ 一文中，对招募的 112 例健康志愿者采用自身对照，应用 Xsensor 压力感应垫检测手术床由直线调节为曲线过程中，受试者与手术床的接触面积及身体主要受压部位（枕后、肩胛骨、骶尾部、小腿、足跟）的压力变化，寻找出了压力分布最均匀的曲线型仰卧手术体位。

三、变量的操作与控制

选定实验变量并给出实验变量的操作定义与控制措施，是确保实验依照要求操作而不是先射箭再画靶心的先决条件。所谓实验变量的操作定义，就是把变量转化为客观的、可观测到的具体指标或行为措施。

1. 自变量的操作

（1）确立处理因素（又称标准化受试因素），即决定引入何种实验刺激。

（2）确定操作方法，即根据研究目的而施加给受试对象的特定干预措施，如实验刺激的途径、用物及方式。

2. 因变量的测量

因变量（反应变量）是随实验刺激的自变量而变动的量，更是研究者要密切观察、

① 理查德·格里格，菲利普·津巴多. 心理学与生活 [M]. 王垒，译. 北京：人民邮电出版社，2003：24.

② 黄丽，赵文姣，李燕，等. 不停泵密闭式双向回血法在患者血液透析结束时的应用 [J]. 中华护理杂志，2016，51（10）：1185 – 1187.

③ 李岩，郭月，周凤，等. 构建曲线型仰卧手术体位的试验研究 [J]. 中华护理杂志，2016，51（9）：1094 – 1097.

测量和记录的变量。主要包括：

（1）确定观测指标，就是制订一种有效、可信、客观性强、灵敏度高的观测标准。

（2）明确测量方法，即确定能清楚、准确地把因变量的变化用数字表现出来的方法。

3. 无关变量的控制

（1）常见的无关变量

无关变量（干扰变量），是指除了研究者操纵的自变量和需要观测的因变量之外，一切可以导致研究结果出现误差或偏倚的变量。在实际操作中，需要加以严格控制无关变量。常见的无关变量，换句说法也可以叫"雷区"，主要包括：

① 研究方法不完善。

② 被试选择不当。

③ 操作方法不统一。

④ 使用的物品、仪器不统一或测量方法不规范。

⑤ 评估标准不严谨。

⑥ 数据处理方法不当。

（2）控制方法

对无关变量有效的控制方法有以下几点：

① 在实验者方面，应进行统一的实验操作及评估标准培训。

② 在研究对象方面，严格掌握纳入与排除标准。

③ 在观测和评分标准方面，应使用统一批号的物品（如药物）、统一型号的仪器和测量方法。

④ 在数据处理和统计方法方面，观察记录要准确无误，数据的统计和分析要严谨。如果一开始统计方法就是错误的，不管样本质量如何，都不会得到应有的结论。

除此之外，还可以用盲法来控制无关变量。盲法，是一种排除来自被试及实验者主观态度或心理作用影响的控制方法。比如，最常见的安慰剂效应，即由于个体对于治疗会产生良好效果的信念所导致的健康增强盲法。盲法可分为单盲和双盲两种。①

单盲是指在实验中，被试不知道自己在参与试验或不知道正在接受某种具体的实验处理。如徐娟等在《给氧负压封闭伤口治疗在骨科慢性伤口中的应用效果研究》② 中，采用了单盲设计（获得医院伦理委员会批准），即告知所有被试负压治疗和结合给氧的

---

① 理查德·格里格，菲利普·津巴多. 心理学与生活 ［M］. 王垒，译. 北京：人民邮电出版社，2007：22.

② 徐娟，蒋淇霞，刘颖，等. 给氧负压封闭伤口治疗在骨科慢性伤口中的应用效果研究 ［J］. 中华护理杂志，2016，51（6）：650-654.

原理、目的和可能的风险以及应用策略，但不告知被试进入哪组治疗。

双盲是指除了研究主持者之外，实验的具体实施者或被试均不知道自己在参与试验或不知道谁在接受实验处理。此法在护理研究中很少被使用。

四、实验数据的处理

处理实验数据离不开你不得不去面对和翻越的大山——统计分析。统计分析有两个重要作用：

作用一，能排除抽样误差。由个体差异引起的现象称为变异，变异是生物界随机现象产生的原因。样本与总体之间免不了会有差异（抽样误差），统计学家称其为"随机误差"，可以理解成"碰巧、运气"。为了鉴别样本与总体的差异是由不可避免的抽样误差引起的还是由特定的实验处理引起的，以便最终判断你的假设是否合理，要进行统计分析排除抽样误差的干扰。

作用二，能验证假设。统计分析不但能帮助你使实验测得的原始数据清晰、有规律，而且还能帮助你通过样本数据证明两组病人有什么差异，推导出实验的干预措施对总体的效果，最终验证假设。

下面说一个比较轻松的话题，一是让你乐于读下去，二是你可从中了解实验数据处理对护理研究的重要性，三是也许从此会激发你在工作实践中应用数据处理的兴趣。

弗洛伦斯·南丁格尔不仅是护理行业的开拓者，一个和善而具有自我牺牲精神的人，还是一位自学成才的统计学家。南丁格尔的一项使命是迫使英国军队设立战地医院，在战场上为战士提供护理和医疗服务。为支持她的观点，南丁格尔查阅了陆军档案中的大量资料，她向皇家调查委员会出示了一系列令人震惊的照片。通过这些照片，南丁格尔指出，克里米亚战争期间英国军队大部分死去的士兵不是死于战场，而是死于战场之外的感染疾病，是因为战场上留下的伤口长期得不到护理而死去。她发明了饼图，用于展示自己想要传达的信息。[1]

这个图的形状像一朵玫瑰花，所以也叫玫瑰图，显示了 1854 年克里米亚战争中，英军伤员死亡率对比。就这样，南丁格尔用一张图说服了军方高层，把经过专业培训的 38 名护士带入战地医疗，改善卫生条件，开展专业护理。此后，伤员死亡率迅速降低为没有护理时的 1/2。这是一个令人震惊的数字。[2]

今天在我国，护理学是一级学科，与临床医学平行。目前，我国有 145 所高校招收

---

① 戴维·萨尔斯伯格. 女士品茶：统计学如何变革了科学和生活［M］. 刘清山，译. 南昌：江西人民出版社，2016：163.

② 《得到》App，《薄世宁医学通识 50 讲之二十八讲：护理，既是医嘱执行者，又是安全代言人》。

护理本科，其中22所设置了护理学博士点。作为一名中国护士，你是否感到非常自豪呢？让我们行动起来吧！

下面接着说统计分析。统计分析包括统计描述与统计推断。

1. 统计描述

统计描述（也可称为描述统计）是统计学的一个专业术语，是一种专门对研究样本的基本情况——观测数据的数量及分布规律进行描述的方法。统计描述的对象分为三种类型：计数资料、等级资料和计量资料。

（1）计数资料

所谓计数资料，即能按某种属性或类别，如性别、年龄、文化程度、分娩方式等，分组计数的定性资料。

① 计数资料的功能是帮助你把原始资料简化为可以分类计数的资料；其变量值是定性的分类变量，而不是标有计量单位的计量变量；它是有效推理的先决条件，为下一步比较两组或多组间在某些方面的差异有无统计学意义奠定基础。

② 计数资料的描述方法：通常用计数资料描述样本某现象（或属性）发生的频率、中位数、百分比等数量特征，作为下一步统计分析的基础。常用的描述工具有：统计表、统计图（如条图、饼图、线图……）。目前利用计算机软件制作和绘制各种统计图表很方便，也可利用搜索引擎搜索（以要绘制的图形名称为检索词），能检索到很多有关制作方法的内容。

统计表。列表是护理实验研究中描述计数资料时最常用的一种工具，表格的种类很多，其中"三线表"最常见，因其形式简洁、功能分明、阅读方便，故是科技期刊对使用量表的常规要求，如表9-2。

表9-2　两组误吸发生情况比较［例数（百分比,%）］

观察指标	试验组（n=38）	对照组（n=38）	X^2 值	P 值
刺激性呛咳	7（18.2）	18（47.37）	7.213	0.007
气急	3（7.89）	14（36.84）	9.168	0.002
发绀	1（2.63）	0		-0.500[1)]
窒息	0	0		
发音异常	2（5.26）	20（52.63）	20.727	<0.001

三线表格的特点：只有三条线——顶线、底线和栏目线。其中的顶线和底线为粗线，栏目线为细线。全表没有竖线。顶线上标注表序号、表题；底线下标注表注。

其实，在一篇文章中除了论述过程能彰显你的创新思维之外，文中表格设计的某个细节也能体现出你为读者着想的用心。比如：表格内的类别比较多时，为了标注清楚，你可以加一两条栏目辅助线（不要加竖线）；表内字小、行多时读起来容易串行，可以考虑每隔一行加上淡淡的底色，使上下行之间有区别，达到既简明醒目又不喧宾夺主的目的。

饼图（也称圆图），常用于描述一个计数资料的构成比，使数据鲜明、可视。整个圆饼代表数据的总量，每个区块部分代表占总体的比例大小，各个构成部分相加等于100%[①]，如图9-2所示。要求：图下标注图的序号；序号后注明饼图的题目。

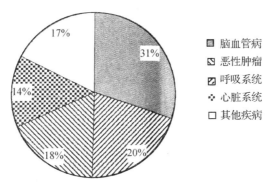

图 9-2　2000 年某省农村男性居民主要疾病死因构成比

柱形图（条图）。常用于显示一段时间内的数据变化或显示各项之间的比较情况。说得更明确点：一是可用于显示某一项目在某几个特定时间段内的数据变化特征；二是可用于比较几个项目在某几个特定的时间段内的差异[②]，如图9-3所示。

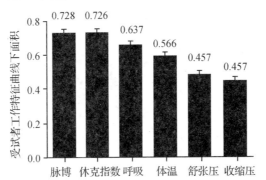

图 9-3　心搏骤停前 8 小时各项生命体征受试者工作特征曲线下面积

关于作图，你可以做成平面图，也可以做成立体图。只要不画蛇添足，不是为了炫技，而是力图达到直观、令读者印象深刻的目的，都是值得努力的。

（2）等级资料（亦称等级分组资料、有序资料）

等级资料是指将观测单位按某种属性或标志分组计数，但是所分各组之间具有等级

---

① 颜虹，徐勇勇. 医学统计学［M］. 北京：人民卫生出版社，2005：55.
② 吴婷婷，李红，穆艳. 急性冠状动脉综合征患者发生院内心搏骤停前 8 小时生命体征变化的研究［J］. 中华护理杂志，2018，53（8）：926－931.

顺序的观测资料。主要包括两大类：一类是将人口社会学资料中按年龄分为几个年龄段或按文化程度分为几个层次；另一类是按临床某种观测标志，如按手术部位、有无某种疾病等而分组计数的资料。看了表9-3，你便比较容易明白了。深奥点说，它具有跨界的特点，即"一脚站在定量资料一边，另一脚站在定性资料一边"。

表9-3 中老年髋膝关节置换术后患者下肢深静脉血栓干预组
和对照组一般资料比较 [例数（百分比，%）]①

项目		干预组（n=45）	对照组（n=45）	统计值	P值
年龄（岁，$\bar{x}\pm s$)		61.33±8.51	64.53±8.52	-1.783[1]	0.078
性别	男	13（28.9）	12（26.7）	0.055[2]	0.814
	女	32（71.1）	33（73.3）		
文化程度	初中及以下	37（82.2）	36（80.0）	-0.403[3]	0.687
	高中或中专	7（15.6）	5（11.1）		
	大专及以上	1（2.2）	4（8.9）		
BMI（$\bar{x}\pm s$)		24.88±3.14	24.98±3.28	-1.50[1]	0.881
手术名称	THA	27（60.0）	24（53.3）	0.407[2]	0.523
	TKA	18（40.0）	21（46.7）		
手术时间（min，$\bar{x}\pm s$)		122.11±55.94	117.78 53.09	0.377[1]	0.707
置换部位	左侧	14（31.1）	18（40.0）	1.607[2]	0.448
	右侧	24（53.3）	18（40.0）		
	双侧	7（15.6）	9（20.0）		
空腹血糖（mmol/L，$\bar{x}\pm s$)		5.92±2.60	5.72±1.20	0.480[1]	0.632
血清总胆固醇（mmol/L，$\bar{x}\pm s$)		4.31±0.79	4.54±1.31	-0.995[1]	0.323
甘油三酯（mmol/L，$\bar{x}\pm s$)		1.37±0.78	1.46±0.90	-0.481[1]	0.631
高血压	有	19（42.2）	23（51.1）	0.714[2]	0.398
	无	26（57.8）	22（48.9）		
糖尿病	有	7（15.6）	7（15.6）	0.000[2]	1.000
	无	38（84.4）	38（84.4）		
静脉曲张	有	2（4.4）	3（6.7）	0.212[2]	0.645
	无	43（95.6）	42（93.3）		
中风史	有	1（2.2）	1（2.2）	0.000[2]	1.000
	无	44（97.8）	44（97.8）		

注：[1]为t值；[2]为x^2值；[3]为Z值

（3）计量资料（可参见第七章相关内容）

顾名思义，计量资料就是需要测量工具测量得出的数据，其数值后均带有计量单

---

① 李春会，李惠玲，邹叶芬，等. 中老年髋膝关节置换术后患者下肢深静脉血栓的综合干预策略研究［J］. 中华护理杂志，2015，50（5）：534.

位，以达到某项观测指标计量单位统一、量值准确可靠的目的。对这类资料，通常先计算平均数与标准差等指标，用来描述样本的集中趋势和离散趋势。通常用符号 $\bar{x} \pm s$ 来综合表示一组正态分布数值的平均数和标准差。

① 平均数（又称均值），是指一个计量资料中所有观测值的中心位置（集中趋势）。其作用是为研究者通过样本平均数对总体平均数做出准确估计提供数据支撑。平均数的计算方法是把所有数值加在一起再除以这些数值的个数。样本平均数的波动是由单个随机变量和样本量大小决定的，样本量越大，样本平均数就越接近真实的平均数。均值越大越好。

② 标准差，是指计量资料所有观测值与其平均数之间的平均差值，是描述一个变量离散程度最常用的统计指标。标准差可表示分散的大小，标准差越大则数据分布越分散，对整组的代表性也就越小。标准差越小越好。

李广生等对上述三类资料的区别以及统计分析的方法归纳成一张表格，简明易懂，详见表9-4。

表9-4　数据分类与统计分析方法①

定量数据				定性数据			
连续型数据		离散型数据		有序分组数据		无序分组数据	
新生儿体重（kg）	血红蛋白（g%）	抗体滴度	分娩胎次	治疗结果	检验结果	血型	性别
3.25	13.8	1:80	0	治愈	–	A	男
4.36	14.9	1:160	1	显效	+	B	女
2.98	12.6	1:320	2	有效	++	0	
				无效	+++	AB	
□	□	□			□		
计量资料		等级分组资料				计数资料	
↑		↑				↑	
t 检验方法族		秩和检验等				X^2 检验方法族	

2. 统计推断（推断统计）

相信福尔摩斯探案全集你即使没看过也会听说过。据孙轶飞介绍②，作者阿·柯南

① 李广生. 医学研究与论文写作［M］. 长春：吉林科学技术出版社，1999：45.

② 《少年得到》App，孙轶飞解读《福尔摩斯探案全集》（阿·柯南道尔著，群众出版社，1981年）.

道尔是一个学霸式的人物，上的是一流大学——爱丁堡大学。毕业以后（医学博士）成为一名医生。他有一位老师贝尔教授，他以自己的老师为模特，在小说里把他写成了最棒的侦探。在柯南道尔的眼里，研究疾病的过程需要非常严密的思路，这一点跟破案非常像。破案过程很复杂，在侦破《血字的研究》案子里，他的探案方法是筛选有效信息。在侦破《四签名》的谋杀案中，他的破案方法是综合分析线索，即把各种线索结合起来找到线索之间的联系。在侦破《红发会》抢劫案中，他使用的方法是重视反常现象。

如果我们把护理实验研究比作破案追凶，是从疑案重重中解开谜底的过程，那么实验数据处理的统计描述阶段就相当于案情回顾和分析。接下来则是抽丝剥茧进行统计推断。如今，虽然统计软件作为统计分析的工具已经代替了烦琐的套用公式的笔算，一键便可获得精确的计算数据，但是对于统计推断的知识和具体技巧还是要有所了解的，避免出现方法错误。

统计推断，即由样本推断总体的统计方法，包括参数估计和假设检验两种。

（1）参数估计

所谓参数估计，就是根据样本统计量去估计总体参数。医院生化检验报告单中的"正常参考值范围"便是根据正常人样本均数，计算出总体均数所在区间（参考值）的。

参数估计的方法可以归纳为：一个根据、两个计算标准、一个结论。

> 根据：根据之前统计的样本平均数和标准差。

▼

> 计算标准1：根据样本均数抽样误差的规律，计算出"标准误"。

▼

> 计算标准2：阐明在多大的"可信度"（置信度）下计算的总体参数。通常取可信度为95%，表示计算100次，有95次计算正确。

▼

> 结论：得出总体均数所在区间，即参数范围——总体参考值。

（2）假设检验

假设检验（即显著性检验），也可以说是差异有无统计学意义的检验。更确切地说，假设检验是一种在待检验假设成立时计算观测结果出现概率的正规统计方法。当观测结果出现的概率非常小时，我们说假设不成立。有一点很重要，那就是假设检验是一种推翻假设的工具。判断显著性的概率称为"P值"。[1]

---

① 戴维·萨尔斯伯格. 女士品茶：统计学如何变革了科学和生活 [M]. 刘清山，译. 南昌：江西人民出版社，2016：107.

读了这一段，你是否觉得有点绕？什么是概率？为什么说它是推翻假设的工具？什么是 P 值？下面咱们就一个一个讲起。

① 什么是概率？概率学是一门研究不确定事件和结果的学问，概率会告诉我们某个事件发生的可能性有多大。研究人员推翻零假设最常参考的概率"门槛"之一是 5%，经常以十进位小数的形式表示为 0.05。如果一个零假设要变为真实，其支撑数据的结果必须至少达到 0.05 这个显著水平。但是在推翻零假设这个问题上，并不存在一个标准单一的统计学门槛，将显著性水平设为 0.01 也是合理和常见的。如果设为 0.05，该显著性水平应该在数据分析开始之前确定，这样就可以避免为得出一个具有统计学意义的研究结果而"量身定制一个门槛"。当我们能够在某个合理的显著性水平上推翻一个零假设时，其结果可以被认为具有"统计学意义"。①

② 为什么说它是推翻假设的工具？反证法是统计学中进行假设检验的一个重要原理和逻辑。你可能会想，怎么又出现了一个反证法？也许举一个例子你马上就能明白。比如，李秋芳等通过前期预实验，假设初乳舌下黏膜涂抹"是"极（超）低出生体重儿获取母体被动免疫保护物质的安全有效途径。但是，在统计学检验中恰恰要反过来，假设初乳舌下黏膜涂抹"不是"极（超）低出生体重儿获取母体被动免疫保护物质的安全有效途径。然后通过统计检验推翻这个假设，即用"否定"推翻"不是"，这不就是我们数学中常用的"负负为正"的逻辑吗？具体操作方法如下：

第一步：建立两个相对立的假设。一个叫"检验假设"，也称为无效假设、零假设、原假设，标记为 H_0；另一个叫"备择假设"，也称为对立假设，标记为 H_1。

以李秋芳的文章为例，检验假设（H_0）为：初乳舌下黏膜涂抹"不是"极（超）低出生体重儿获取母体被动免疫保护物质的安全有效途径；备择假设（H_1）为：初乳舌下黏膜涂抹"是"极（超）低出生体重儿获取母体被动免疫保护物质的安全有效途径。

第二步：确立检验水准。检验水准，亦称显著性水准（标记为 α），是需要你预先规定的判断小概率事件的概率尺度。通常将 α 定为 0.05 或 0.01。它是依据统计学中"小概率事件在一次实验中一般不会发生"的原理，来检验 H_0 是不是小概率事件。如果某个事件发生的概率小于 0.05 或 0.01，就称为小概率事件。

第三步：进行相应的统计计算。根据样本先计算出检验的统计量（如 t 值、F 值、X^2 值等），再与统计表上与其相应界值表上的"临界值"相比较，得到概率值（P 值）。根据 P 值得出结论。②

③ 什么是 P 值？P 值（亦称概率值）指的是无效假设（H_0）成立的可能性有多

① 查尔斯·惠伦. 赤裸裸的统计学［M］. 曹槟，译. 北京：中信出版社，2018：178 – 181.
② 李广生. 医学研究与论文写作［M］. 长春：吉林科学技术出版社，1999：40 – 42.

大。在护理研究中用于比较实验组与对照组或两种不同处理方法之间数据的差别，判断护理干预对实验结果（即自变量对因变量）是否存在显著影响。P 值是根据具体的样本数据计算出来的，$P > 0.05$ 为影响不显著，$P < 0.05$ 为影响显著，$P \leqslant 0.01$ 为影响非常显著。P 值越小，越能说明对比的两组数据间存在的差异显著（差异有统计学意义）。你可以用很多种方法来估计数据的统计显著性，至于选择何种检验方法则取决于研究设计、数据类型及样本的大小。

下面，我们还以《极低和超低出生体重儿舌下黏膜涂抹亲母初乳的免疫效果研究》为实例，熟悉一下上述概念的应用。见表9-5。

表9-5　两组血液免疫指标的比较（μg/mL，$\bar{x} \pm s$）

组别	例数	分泌型免疫球蛋白 A（sIgA）		t 值	P 值	乳铁蛋白		t 值	P 值
		出生第 1 天	出生第 5 天			出生第 1 天	出生第 5 天		
实验组	52	9.29 ± 11.54	11.95 ± 13.49	1.51	0.13	$816.77 \pm 1\,040.41$	$1\,012.14 \pm 1\,077.78$	1.48	0.15
对照组	46	10.98 ± 11.94	8.23 ± 15.18	-3.63	-0.17	$1\,148.92 \pm 1\,209.72$	$168.16 \pm 1\,055.17$	-2.23	0.03
t 值		0.72	-1.28			1.46	-1.13		
P 值		0.47	0.20			0.10	0.26		

表9-5 的血清学检查结果显示：

● 实验组第 1 天及第 5 天血液中 sIgA 和乳铁蛋白值比较，差异无统计学意义（$P > 0.05$）；

● 对照组第 1 天及第 5 天血液中 sIgA 值比较，差异无统计学意义（$P > 0.05$）；

● 对照组随日龄增加，血液中乳铁蛋白含量明显降低（$t = -2.23$、$P = 0.03$），第 1 天和第 5 天比较，差异有统计学意义（$P < 0.05$）。

据此可以拒绝无效假设 H_0，接受备择假设（H_1），即初乳舌下黏膜涂抹"是"极（超）低出生体重儿获取母体被动免疫保护物质的安全有效途径。

④ 其他假设检验方法

通过表9-5，我们知道上述检验方法能帮助我们解决不少问题，是统计学这个大家族的基础。但是还有一些更深入、更细分层次的问题解决不了。例如，当我们继续追问究竟 sIgA 和乳铁蛋白与出生胎龄有没有关联时，就要用到统计家族的另一个成员——回归分析了，用它帮助我们刻画出因变量对自变量在数值上有否依存关系。比如，用一元线性回归分析揭示一个自变量与另一个因变量的因果关系或伴随关系，用多元线性回归分析揭示多个自变量与一个因变量的数值，描述哪个或哪几个自变量对因变量有影响及影响更大。

在复杂的护理研究中，哪一个作为因变量，哪一个作为自变量，需依据你的原假设而定。回归分析以观察样本为出发点，两个变量之间的相关关系，就像是犯罪现场的一个指纹，能够为我们指出正确的方向。[1] 表达回归分析相关性程度的指标是相关系数（r）。r = 0 表示不相关；r > 0 表示正相关；r < 0 表示负相关。

再看看李秋芳等对于"出生胎龄与 sIgA、乳铁蛋白的相关性"的回归分析结果：出生胎龄和胎儿脐血中 sIgA（μg/mL）含量呈负相关（r = -0.24，P = 0.02）；出生胎龄和患儿脐血乳铁蛋白（μg/mL）含量呈负相关（r = -0.20，P = 0.05）。

综合李广生、颜虹、百度文库及百科词条等作者的论述，我以构成假设检验统计的两种方法"参数统计"和"非参数统计"为主题词，作为打开统计学家族大门的钥匙，引导你初步了解各自门下的主要成员，为你在研究设计时提供一个整体性的参考。详见表 9-6。

表 9-6 参数统计方法与非参数统计方法的比较

参数统计方法	非参数统计方法（分布自由统计方法）
特点：依赖于正态分布，对未知参数进行统计，比较的是参数是否有差别。 目的：以特定的总体分布（如样本正态分布）为前提，对总体参数进行估计和检验。 适用于：（1）总体分布为已知或假设已知的函数形式（正态/近似正态分布）； （2）对该总体的参数按一定的假设进行估计或检验。	特点：相对于参数统计而言，不是比较参数，而是比较分布。 目的：检验总体分布的位置是否相同。 适用于：（1）不满足参数检验的资料（如偏态分布）； （2）分布不明的资料； （3）等级资料。
主要方法： （1）X^2 检验（卡方检验）。可用于计数资料的样本率（或构成比）比较；也可用于两个分类变量的关联性分析。查卡方值表，求 P 值。判断观测值与均值之间的偏离程度，卡方值越大，两者偏差程度越大；反之，两者偏差越小。 （2）t 检验。可用于计量资料两个样本均数差程度的比较，也可用于样本均数与总体均数的比较。包括：单样本 t 检验、成对样本 t 检验、独立样本 t 检验，但是总体需要符合正态分布和等方差两个基本条件。 （3）F 检验（方差分析）。用于判断两样本的总体方差是否相等，从而判断两个均数的差异是否显著。	主要方法： （1）秩和检验。用于比较两个独立样本或配对设计资料的差异。秩，又称等级。将实测数据按大小排队进行变量代换——编秩，组成新数据的样本，然后根据检验假设求秩和（需查秩和临界表）、确定检验统计量、确定 P 值，作出推断性结论。 （2）非参数统计的适用范围广，对于符合参数统计者（如 t 检验方法要求原始数据具备正态性和等方差两项条件），在满足这两个前提条件下，非参数统计方法的精密度只有参数统计的 95%。但是，实际上随着原始数据背离这两项条件的程度，非参数方法的分析效果便等于甚至超过参数统计，故又被称为"稳健统计"。

我对 2010—2018 年中华护理杂志上发表的所有实验研究论文使用的统计分析软件进行了统计，发现在多种统计软件中，使用量排在首位的是 SPSS 软件。随着其版本的不断升级，从 SPSS 10.0 到 SPSS 22.0，在护理论文中均有使用。不过，我觉得还是使用最近更新的版本较好。你根据研究需要将实验数据导入统计软件（如 SPSS）后，计算机将输出相应的统计结果。常用的统计软件（如 SPSS、SAS 等）可在相关网站上下

---

[1] 查理斯·惠伦. 赤裸裸的统计学［M］. 曹槟，译. 北京：中信出版社，2013：158.

载其最新官方版，也可在线查看多种教学课程（包括视频）进行自学。

第三节　写作方法

充分的实验准备及具体操作如同过五关斩六将，接下来的任务便是将研究结论成果化。所谓成果化，就是撰写学术论文。从循证医学的角度讲，你的研究论文属于第二级证据（参见表9-7），会成为读者遵循和参考的依据。

表 9-7　循证医学的五级证据排序①

级别	证据种类	可信度
第五级	个人经验	最低
第四级	前后对比（治疗前后对比研究）	▼
第三级	对照研究（与原有的治疗方法或药物对照，与安慰剂对照）	▼
第二级	随机对照	▼
第一级	Meta 分析（也称荟萃分析），就是把全世界所有的随机对照研究结论都拿过来，用一套科学的方法进行客观评价、综合分析得出的结论。	最高

按照国际惯例，实验研究论文的结构主要包括：前言、对象与方法、结果、讨论、结论。

认知科学家斯蒂芬·平克对写作的本质做过一个描述，他说：写作之难，在于把网状的思考，用树状结构，体现在线性展开的语句里。好在业内的专家们已经为你建立了一个足够系统且合理的论述模式——完美的骨架，你尽可按章行事，不用在线性展开（即设计结构顺序）上费工夫。但是，怎样才能使包着骨头的肌肉（文章内容）既丰满又健壮呢？这恰恰是需要你创造性发挥的地方。

对读者来说，阅读实验研究性论文是一个脑力活。原因有三：其一，为了体现研究的可靠性和可重复性，作者需要严密的逻辑论证；其二，有的作者希望自己的文章能保持专业性和权威性，致使文字生涩、抽象，读起来拗口；其三，有的作者眼里没有读者，单凭自己的主观思维进行论述，没下足够的功夫把头脑中的东西清晰化、简明化。鉴于此，好文章应该以降低读者的阅读成本为目的，内容不但具有学术水平，而且还应具有吸引力、通俗易懂。Melody 建议，让读者省力的法则是在写作过程中经常问问自己："别人凭什么花费耐心在你的文章上？凭什么一遍遍地拆解你的逻辑？凭什么就得

---

① 薄世宁. 薄世宁医学通识讲义［M］. 北京：中信出版社，2019：244 – 245.

透过你丑陋平淡的外表，挖掘你所说的内在美？你直接把自己捯饬干净好看一点不行吗？"①

一、文章题目的拟订

论文的题目（标题）是你"开口吸引读者"的第一句话，有人把它比作"初相逢时的第一眼"，决定了文章的阅读率。其实当你提笔时已经掌握了足够的实验数据和结果，对论文要论述的主要问题也非常明确，所以确定文章的题目并不难。

1. 拟订文题的技巧

拟订实验研究论文题目的技巧是"以假设为命题形式"，就是题目由研究对象、假设的自变量、假设的因变量之间的逻辑（因果）关系组成。我们仍以《极低和超低出生体重儿舌下黏膜涂抹亲母初乳的免疫效果研究》为例，按上述形式拆解开，你一看就会明白。

研究对象：极低和超低出生体重儿；

假设的自变量：舌下黏膜涂抹亲母初乳；

假设的因变量：免疫效果。

下面做一道练习题，看看你能否使用这种拟订题目的技巧对其进行拆解及组合。论文的题目是《专科化游戏干预在眼科学龄前患儿围手术期护理中的应用研究》②，拆解如下：

研究对象：眼科学龄前患儿；

假设的自变量：专科化游戏干预；

假设的因变量：围手术期护理。

也许你对因变量产生疑问了，"围手术期护理"这个概念化的专业术语包括的内容太广泛，究竟作者观测的是哪些因变量？能不能在标题里表达得更明确一些呢？恭喜你能发现问题！这确实是该篇文章题目的硬伤。纵观通篇文章及其测量数据之后你发现，作者的观测重点是"患儿的焦虑问题"，所以作者的因变量可以细化为"围手术期焦虑的护理"。如果把文题修改为"专业化游戏干预在眼科学龄前患儿围手术期焦虑护理中的应用研究"就更贴切了。

2. 文题中常用的辅助词

切记，在文题中不要使用表达结论的关键词，如"有效""效果显著"等词。

---

① 《得到》App，Spenser《怎样写出吸引人的好文章》之四：《怎么有效提升文采》.

② 汪文娟，周亚琴，何双八，等. 专科化游戏干预在眼科学龄前患儿围手术期护理中的应用研究［J］. 中华护理杂志，2018，153（12）：1429.

通常，在文题中用来帮助你表达题意的辅助词有：研究、应用研究、效果评价、干预研究、影响研究、对比研究……

二、开头的写法

1. 开头的技巧

开头，即前言。虽然它占的篇幅很小，仅有几百字，但其作用不容小觑。许多读者在看完题目、浏览了摘要之后，还要看看前言。

紧紧抓住"因为……所以……"这条线，是写好前言的有效方法。那么，"因为"是什么意思呢？

"因为"，就是首先要交代研究背景，说明搞这项实验研究的想法不是凭空蹦出来的，而是在他人研究（参考文献）的基础上引发出来的，或者是为了解决工作中遇到的实际问题而提出来的，或者是两者兼而有之。要善于利用一个短段落勾勒出国内外对该领域的研究现状和最新研究成果。不要简单地重复陈旧的文献，更不要单单描述国内的研究，这样会因眼光狭窄而掉进自己挖的坑里。因为期刊编辑们会因文章缺乏先进性和缺乏国际视野而将其淘汰。

"所以"，意味着要阐明实验的目的和意义，以及本研究的特别之处和价值所在。语句要精练，一开篇就把编辑和读者从宏观视角带入你探究的领地。

2. 实例

下面，以汪文娟等《专科化游戏干预在眼科学龄前患儿围手术期护理中的应用研究》一文的前言为例，初步了解一下前言的概貌。为了体现作者如何交代研究背景，我保留了原文标注的参考文献序号：

文献[1-4]报告，学龄前患儿在住院手术期间，普遍伴有不同程度的焦虑、紧张、恐惧等负性情绪。眼科全麻手术患儿年龄普遍较小，对疼痛反应强烈，适应环境的能力较差，在诊疗和手术的过程中，易产生恐惧、紧张等应激情绪，主要表现为哭闹不止、躁动不安等，严重影响手术的顺利进行。术后因蒙眼看不到家长，患儿拒绝诊疗的现象较普遍，目前多采用个性化护理[5]的干预措施，缓解患儿的紧张情绪。当患儿不合作时，多采取强制手段，极易给患儿的身心健康造成伤害。美国游戏治疗专家Garry[6]认为，玩具是儿童的词汇，游戏是儿童的语言。儿童可以通过游戏弥补因住院失去自由的感觉，获得更多的控制感，以表达内心感受、发泄不良情绪，从而克服认知与情感上的冲突，有利于心理健康[7]。国内外研究[3-4,8-9]发现，应用游戏干预对手术患儿进行心理干预和辅导，可以减轻患儿的焦虑、恐惧心理，提高患儿围手术期的安全感。然而鲜见有研究开展针对眼科患儿的游戏干预。本研究针对眼科专科诊疗和患儿的心理特点，在儿童眼科病房设置童趣化诊疗区域，将诊疗一体式卡通剧表演、同伴式术前专项游戏模拟和专业护士全程陪伴等形式应用于眼科护理工作中，现报告如下。

三、主体的写法

研究对象与方法、结果、讨论、结论四个部分构成了文章的主体框架。如果把它比作一个你即将装修的新家，这就是两室两厅的格局。至于格局内的卧室怎么布置，客厅怎么设计，洗手间或厨房安装什么，安在哪个位置，就要看你的经济实力和居家水准了。装修的时候大家都免不了看样板间、请教有装修经验的人。写论文也同样，要多看看写得好的文章，以它们为样本进行比较，从中汲取经验，内化为自己的优势。

1. 描述对象与方法

（1）提炼小标题

研究对象的选择和研究方法的使用直接影响着该研究结果的可重复性。如实、简要、清楚、明白地阐述你的研究对象和研究方法，可以让读者感觉这一过程科学、可靠。在对象与方法这个大框架内，作者会根据研究目的，采取不同的细化表达方式。举几个例子，见表9-8。

表9-8　在"对象与方法"框架下的细化表达技巧

作者、题目及出处	研究对象	研究方法
冯嘉蕾等 新生儿延迟断脐对母婴结局的影响研究 中华护理杂志，2018，53（2）：144-147	1.1 研究对象 1.2 分组方法	1.3 干预方法 1.4 评价指标 1.5 诊断与评价标准 1.6 统计学方法
翟聪利等 母婴皮肤接触持续时间对新生儿影响的研究 中华护理杂志，2018，53（12）：1419-1422	1.1 研究对象	1.2 干预方法 1.2.1 实验组干预措施 1.2.2 对照组干预措施 1.3 评价指标及资料收集方法 1.3.1 两组产妇及新生儿的一般资料 1.3.2 新生儿出生后不同时间的体温 1.3.3 新生儿出生后90min内的啼哭次数 1.3.4 新生儿出生后觅食反射出现时间 1.3.5 第1次母乳喂养持续时间 1.3.6 纯母乳喂养率 1.4 统计学方法

作者、题目及出处	研究对象	研究方法
樊雪梅等 挤压脐带断脐对胎龄小于 32 周早产儿贫血和黄疸的影响研究 中华护理杂志，2018，53（2）：149－152	1.1 研究对象	1.2 研究方法 1.2.1 断脐方法 1.2.2 评价指标 1.2.3 质量控制 1.2.4 统计学方法
李秋芳等 极低和超低出生体重儿舌下黏膜涂抹亲母初乳的免疫效果研究 中华护理杂志，2018，53（12）：1424－1427	1.1 研究对象	1.2 研究工具 1.2.2 干预方法 1.2.3 标本收集及检测方法 1.2.4 资料收集方法 1.2.5 统计学方法
郭燕梅等 三种鼻空肠管置管方法在机械通气患者中的应用研究 中华护理杂志，2018，53（5）：558－561	1. 研究对象	2. 研究方法 2.1 实验用品 2.2 置管操作方法 2.3 评价指标 2.4 资料收集方法 2.5 统计学方法
赵珺瑜等 创伤性故事疗法对轻度认知障碍老年人的干预效果研究 中华护理杂志，2018，53（5）：606－609	1. 临床资料	2. 方法 2.1 活动前准备 2.2 计划与行动 2.3 观察与反思

通过表 9-8 的归纳，你可以轻松地了解"对象与方法"的写作特点及多样性。通过比较你会发现哪种形式更适合你的写作，甚至你会创新性地综合出一种你的书写形式。

（2）阐明小标题下的内容

表中细化表达的小标题，相当于你卧室里摆放的床、衣柜、写字台，能使被褥、衣物、电脑及书本等杂乱的物品归类并有条理地摆放。回到论文的话题，你接下来要做的就是在每一个小标题的引领下，层次清楚地具体说明相关内容。比如，在"研究对象"的小标题下，阐明研究样本的选取方法、纳入和排除标准、分组方法。在"研究方法"部分，围绕每一个小标题，针对性地介绍重点内容。例如，李秋芳等在"1.2 研究工具"的小标题下是这样写的：

初乳涂抹工具：选择特制的长纤维脱脂棉签，高温高压灭菌。通过前期预实验证实，10 根棉签重 3 g，充分浸润母乳后垂直取出至母乳停止自然滴落为止，再次称重 5 g，根据 1 根棉签的母乳饱和吸入量为 0.2 g，10 mL 初乳称重 10 g，1 mL 初乳重 1 g，用 1 mL 针管抽取母乳均匀推注约 25 次排空初乳，1 mL 约为 25 滴初乳，最后计算出 5 滴初乳体积为 0.2 mL，为 1 根棉签的饱和吸乳量。

（3）详细阐述统计学方法

实验研究统计的意义不是去做数学计算题，而是帮助你认清所探究的事物之间的关系。在阐述中，不能含糊其词、一带而过。为了说明其涉及的统计数据及结果是否准确、可靠，需从两个方面详细说明：使用统计软件的名称；采用的统计描述及统计推断方法。以郭燕梅等在"2.5 统计学方法"中的论述为例：

将资料数据录入 Excel 表格，采用 SPSS 21.0 软件进行统计学分析。计数资料采用例数、百分比表示，三组间率的比较采用 X^2 检验，三组间样本均数比较用方差分析。组间比较时，对三组的计量资料均满足正态分布及方差齐性者采用单因素方差分析进行组间比较，若 $P < 0.05$，则采用 LSD 法进行两两比较；不满足者应用多个独立样本非参数检验。

2. 阐述结果

（1）写好结果的重要性

你可能会问，此前实验结果已经有了，写出来就行了，有什么重要不重要的？你想得太简单了。那么多原始数据，如果你捋不出头绪，不能条理清晰地摆出结果，那么后面的一切讨论和结论都没了基础。要知道：

① 你的统计数据是你实验获得的研究证据，即客观事实。

② 它能把你直觉的因果关系用科学数据和理论框架固定下来，揭示论点和论据之间的因果关系，从而阐明论点的正确性。

（2）写好结果的技巧

① 文字表述技巧。应该写什么呢？这取决于你的研究主题，就是你想要证明什么。抓住这条主线，挤掉证据中的水分，把其中的精髓和干货提取出来，作为醒目的小标题（参见表9-9）。在语言表达上做到结构紧凑（比如复杂的多层的逻辑，改成单层的逻辑），措辞简短（比如一个过长的句子，把它改成几个短句，短句好读好记，会让你的文字节奏更加明快）。

表9-9　在结果中紧扣主题的小标题

作者及文题	突出结果的小标题
冯嘉蕾等 新生儿延迟断脐对母婴结局的影响研究	2.　结果 2.1　两组的一般资料比较 2.2　新生儿及产妇相关指标比较
翟聪利等 母婴皮肤接触持续时间对新生儿影响的研究	2.　结果 2.1　两组产妇及新生儿的一般资料比较 2.2　两组新生儿不同时间点体温的比较 2.3　两组新生儿出生后不同时间点低体温发生情况比较 2.4　两组新生儿出生后90min内啼哭次数及母乳喂养相关指标比较
樊雪梅等 挤压脐带断脐对胎龄小于32周早产儿贫血和黄疸的影响研究	2.　结果 2.1　3组一般资料比较 2.2　3组早产儿贫血相关指标比较 2.3　3组早产儿黄疸相关指标比较

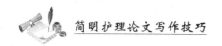

续表

作者及文题	突出结果的小标题
李秋芳等 极低和超低出生体重儿舌下黏膜涂抹亲母初乳的免疫效果研究	2. 结果 2.1 研究对象的一般资料 2.2 初乳涂抹完成情况 2.3 血清学检查结果
郭燕梅等 三种鼻空肠管置管方法在机械通气患者中的应用研究	3. 结果 3.1 三组一般资料比较 3.2 三组置管情况 3.3 三组胃内置入时间和胃至空肠置入时间比较

② 数据表述技巧：在阐述结果的时候能用数字一定要用数字，"很多、许多、一些"等都是模糊的概念，不利于表达严谨。另外，尽量把"高""低"这类非量化易产生歧义的词语转化为可量化、准确的描述。否则读者会疑惑，高的标准是什么？差的意义是什么？鉴于此，表述数据最好的办法是使用统计图或统计表。

对于比较复杂的数据，可利用先进的绘图和制表工具，设计出简约、美观、醒目的图或表格。特别是表格中的数字，需按"定位计数"书写，即在书写下一行与上一行相互对比的数据时，要个位数与个位数对齐、十位数与十位数对齐……同时，遇千位数时需与百位数之间留一数距的空格，让编辑在细微之处看到你应用写作常识的严谨态度。

3. 展开讨论

（1）讨论什么

前面对实验对象和统计结果等环节一步一个脚印地做了充分的阐述，据此展开讨论便有了证明假设（主题）成立的明确目标。讨论的重点有两个：

重点一，通过论证来确定两个变量（自变量与因变量）之间存在因果关系；

重点二，阐释为什么自变量的变化可以以一种特别的方式影响因变量。

从理论上讲，论证是理性推理最基本的构成单位，是由一个或多个起点出发到达终点，即由"前提"到"结论"的一个推论过程。[①] 通俗地说，"论证"就是用事实和证据证明你的观点不但是成立的，而且还是正确的。

可能你想要说的事或观点很多，什么该说什么不该说，先说什么后说什么，从哪儿开始说起，怎么说起，这些思考、事实和证据都需要被重新组织，这个过程就是逻辑思维。重新组织的套路（逻辑顺序）包括：时间顺序（如事件或结果发生的先后）、空间顺序（如操作程序先后）和重要性顺序（如最重要、重要、不重要）。

---

① 朱利安·巴吉尼. 简单的哲学［M］. 陶涛，译. 北京：中国人民大学出版社，2016：3.

（2）怎样论证

能否清晰思考并梳理出要表达的观点，是判断作者讨论得是否深入、体现学术水平的标志。有效论证的步骤如下。

① 结论先行。结论就是支撑主题的一个或几个核心观点或看法，统称为论点或小标题（参见表9-10）。结论先行，就是你表达观点时，优先说出你的结论。为什么要结论先行呢？这就和大脑的运作方式有联系了。大脑如果提前了解了一个结论，那么它就会自动地把接下来获得的相关信息归纳到这个结论下面来寻找联系。相反，如果我们在听别人介绍观点的时候不知道结论是什么，大脑就会很困惑，一直要试图弄清楚各个观点到底想讲什么问题，这样理解起来就很费力。①

下面，参考表9-10，你可以仔细琢磨在讨论中如何使论点与主题在因果关系上相互印证。

表 9-10　讨论部分紧扣主题的小标题（论点）

作者及文题	讨论部分的小标题
冯嘉蕾等 新生儿延迟断脐对母婴结局的影响研究	3．讨论 3.1 延迟断脐可以预防新生儿出生即刻、出生后 5 ~ 7 d 发生贫血 3.2 延迟断脐不增加产妇产后出血及第三产程时间 3.3 延迟断脐时间与黄疸发生的关系需进一步研究
翟聪利等 母婴皮肤接触持续时间对新生儿影响的研究	3．讨论 3.1 分娩后立即进行母婴皮肤接触有利于新生儿保暖 3.2 母婴皮肤接触持续 90 min 有利于维持新生儿体温稳定 3.3 母婴皮肤接触持续 90 min 有利于新生儿的安全感 3.4 母婴皮肤接触持续 90 min 有利于新生儿早吸吮，促进母乳喂养
樊雪梅等 挤压脐带断脐对胎龄小于 32 周早产儿贫血和黄疸的影响研究	3．讨论 3.1 挤压断脐和延迟断脐对增加血容量的效果相当，效果均好于出生后立即断脐 3.2 挤压脐带断脐和延迟断脐未增加胎龄 < 32 周早产儿患病理性黄疸的风险
李秋芳等 极低和超低出生体重儿舌下黏膜涂抹亲母初乳的免疫效果研究	3．讨论 3.1 舌下黏膜涂抹初乳能保持患儿血液中乳铁蛋白的含量，对 sIgA 含量没有明显影响 3.2 孕周越小的早产儿脐血中含有越多被动免疫物质 3.3 早产儿母乳喂养支持策略有待进一步完善提高

① 《得到》App《每天听本书》，成甲解读《金字塔原理：思考、表达和解决问题的逻辑》（芭芭拉·明托著，汪洱、高愉译，海南出版社，2010 年）.

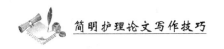

续表

作者及文题	讨论部分的小标题
郭燕梅等 三种鼻腔肠管置管方法在机械通气患者中的应用研究	4. 讨论 4.1 采用床头抬高头后仰位，鼻空肠管呈螺旋运动，通过咽喉部时间最短，小量注气注液法置入空肠时间最短 4.2 采用右侧卧位，匀速不间断推进法提高了鼻空肠置入的成功率
赵珺瑜等 创造性故事疗法对轻度认知障碍老年人的干预效果研究	4. 讨论 4.1 创造性故事疗法短时间内对改善 MCI 老年人的认知功能和日常活动能力的效果不明显，但得到老年人的认可 4.2 创造性故事疗法在 MCI 老年人中应用的经验 4.2.1 团体的建立是实行创造性故事疗法的必要前提 4.2.2 成员的角色功能保障创造性故事疗法的有效运行 4.2.3 适当的规则制订能维护创造性故事疗法的顺利开展 4.2.4 创造性故事疗法需要有丰富的内容作为支持

通常，一个结论（论点）可以由几个论据和理由支撑。每一个论据本身又可以成为下一个层次的论点，同样，也可以被几个论据和理由支撑。整个论证过程要融会贯通，图 9-4①，能比较清晰地帮助你理解这个道理。

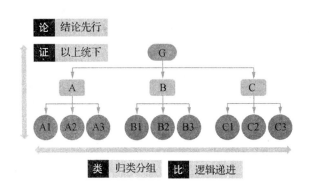

图 9-4　"论、证、类、比"的金字塔结构图

注：横向要符合"类"（归类分组，每一组同属一个范畴）和"比"（层层的逻辑关系推进），话题不重复不遗漏，还要有先后次序；纵向要符合"论"（先给出一个总的结论）和"证"（分层面的旁证），挖掘思考的深度。

② 提供论据。论据，也就是我们俗称的理由，是提出该结论（论点）的理论依据。研究论文的论据要有确凿、权威、贴切的文本支持，不能王婆卖瓜自卖自夸。文本就是有据可查的参考文献，有可靠的作者及出处。你要出具有力的证据来帮助解释这个分析结果或者证明你的论点是正确的。比如，能从生理机制、方法原理、临床效果等方面起到证据作用的相关研究。

③ 出具事实。事实，不单单指唯你独有的实验统计数据，更重要的是你对数据背

---

① 《得到》App，李忠秋《有效训练你的结构化思维》之五：《怎样清晰表达信息》.

后意义的探究。包括以下两点。

第一点：你深入分析发现了自变量的变化之所以能以一种特别的方式影响因变量的原因；解释为什么没有其他替代原因也解释得了这种组间差异。

第二点：与相关研究在效果上的比较。

以上，论证过程被拆解成三个部分，作者不但要使整个讨论都围绕着如何验证假说进行，而且还要紧扣主题巧妙地将这三个环节融为一体阐述清楚，而不是孤立地或生硬地把三者拼凑到一起。写好讨论，不光令新手头痛，经验丰富的作者也要费尽心思。但是，只要有决心，这道坎是难不住你的。

四、结论的写法

结论，就是论证后的总结，是经过一个推论或一系列推论得到的最终结果。[①] 结论作为文章的结尾，与开头同样重要。一个好的结尾，除了保证文章整个结构的完美之外，还要在内容上浓缩、精练。可以用一个自然段说清楚下面几个主要问题：

① 强调自己的结论，阐明数据统计结果是否验证了假说。

② 对工作有什么促进作用？

③ 有哪些意外的发现？有什么建议？

以冯嘉蕾等《新生儿延迟断脐对母婴结局的影响研究》一文为例，其结论内容如下：

延迟断脐可以预防新生儿出生即刻、生后 5～7d 贫血的发生，不会增加产妇产后出血及严重产后出血的发生率，本研究中延迟断脐并没有增加新生儿黄疸的发生率和新生儿蓝光治疗的使用率。本研究纳入样本量较少，延迟断脐与新生儿黄疸发生之间的关系尚不明确，期望后期进行全国范围内的研究。

五、参考文献

详见第十章。

---

① 朱利安·巴吉尼. 简单的哲学 [M]. 陶涛，译. 北京：中国人民大学出版社，2016：7.

第十章

掌握为论文加分的技能

你也许会好奇，难道论文质量好与不好凭的不是研究内容，还有另外的加分项目吗？我的回答是：某种意义上确实如此。而这些加分项目，恰恰是初学写作者亟待提高认识和解决的难题。虽然它们都属于"细节"，却切切实实地起着为论文锦上添花的作用。例如，著者署名的方式、摘要的写法、关键词提炼、参考文献处理方式、页面格式（行距、字体、表格样式、图表或图像）等。要想让编辑以专业、"挑剔"的眼光看着舒服，找不到缺漏，你真需要付出研究成本（财力、时间、精力、试错）来学习，尽快掌握为论文加分的技能。

一、署名的学问

署名（即签写论文作者的姓名），是文章题目之后首先列出的项目。它的意义不仅是荣誉、著作权，还有责任，也是电子检索系统中"著者"检索的途径。关于署名，贾里尼克教授在给学生开会时讲了两条原则：① 如果你的同事的工作直接或间接地帮助了你的论文，你一定要在作者中加入他的名字。② 如果你们在吃饭时、开会讨论时谈过论文里面的工作，你一定要在鸣谢中对他表示感谢。这样做的原因是，在一个大的组织里只有利益分享才能形成合力。① 你认同这种观点吗？

1. 署名的原则

论文署名需要十分慎重。若只有一位或两位作者比较好办，但目前在护理研究中往往是多人合作，甚至多学科人员合作，所以会署上多个作者的名字。通常依据下列原则署名：

（1）署名的先后顺序以对文章贡献的大小而定。第一作者应该是研究课题的设计者、主持者或文章的撰写者。

（2）尽量在研究开始时就协商好著者排名，将对论文有贡献的研究人员都列入其

---

① 《得到》App，《吴军的谷歌方法论》（第 110 封信：分享利益、独立决断）.

中，做到无遗漏，以免论文发表后引起纠纷。多位作者署名时，姓名之间应有适当的空格，也可用标点符号分开。

2. 标注著者的其他信息

根据投稿期刊的要求，对著者其他信息的标注内容和位置略有不同，旨在便于联系。一种是在著者之下、摘要之上注明作者的工作单位、通信地址、邮编、联系电话及电子信箱；另一种是标注在首页地角（首页最下面），除注明作者的单位、地址、联系电话、电子信箱之外，还要注明通讯作者的姓名和联系方式。通讯作者（亦称联系人），负责投稿、与编辑部联系、接受编辑部的修改意见、与全体作者协调等。若该研究获某种基金资助，也应注明。

二、摘要的写作技巧

摘要，与概要、内容提要是同义词，只不过科技期刊都将"摘要"作为标准的专业表达方式。摘要是对论文内容精准、简明的陈述，不需阅读全文即可获得完整的重要信息。大家习惯上都是先写完论文之后再写摘要，这时文章的内容你已经了然于心，故写好摘要不是一件难事。打个比方，写摘要的诀窍就像下面的简笔画（图 10-1）[1]，不用细描，重点在于使用关键的几笔，能把事物的特点、本质和全貌勾勒出来。

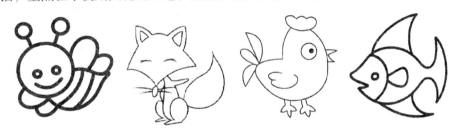

图 10-1　简笔画

1. 摘要的重要作用

之所以说摘要有重要作用，是因为以下几点。

（1）对编辑而言，摘要是审稿时判断论文质量的一个有效指标。通过摘要，编辑们能了解作者的写作意图和背景，可以直观地看到论文的结构、讨论的内容，以及有没有逻辑地给出一个确定的结论、观点和研究价值。如果摘要中有硬伤，比如文章结构缺项、内容不新颖、观点不明确，文字不通顺，那么就别指望编辑仔细阅读全文、签字进入下一个流程了。

---

① 引自：百度，简单的漫画图片，2018 年 12 月 17 日.

（2）对读者来讲，摘要是判断是否有必要阅读全文的关键因素。假设摘要中的内容正符合读者的需要，必定会引起读者阅读全文的兴趣，甚至作为参考文献或收集起来以备后用。

（3）对摘要类科技期刊电子检索系统来讲，摘要的质量不但会影响到能否被收录，还关系到能否吸引收集资料者的眼球。一篇好的摘要能让读者快速了解论文的主要内容，有效增进学术交流和被引用率。

2. 写好摘要的方法

并不是所有的文章都必须写摘要，各种护理专业期刊对哪种体裁的论文需附摘要有明确的规定，一般在 300 字左右。你要事先做好功课，争取一次性达标，避免收到编辑部补充摘要的通知后再忙活，拖延审稿周期。

（1）结构式摘要的写法

所谓结构式摘要，即以研究目的、研究方法、研究结果和研究结论四部分为框架，构成一篇摘要。该方法适用于实验研究、调查研究、质性研究类论文。无论你的研究多么复杂，文章多长，通过结构式摘要均可用一段话说得清清楚楚。写作技巧如下。

① 研究目的：简明指出你的研究目的和范围；

② 研究方法：阐明研究对象（抽样及分组方法）、研究所用材料、各项指标的评估标准；

③ 研究结果：简要指出获得的观测数据、统计结果及主要观点；

④ 研究结论：简述解决了什么问题、有何意义。

下面，举两个不同体裁论文的摘要，帮助我们消化理解其具体写法。

例1　杨芳等撰写的《新毕业本科护士体验高校护理教育与临床实践脱节的质性研究》。①

[摘要] **目的**　探讨高等护理教育临床实习与学校教育的脱节问题，了解新毕业本科护士内心深处的真实体验，为制定有效的教育方案提供依据。**方法**　采用质性研究中的焦点小组访谈法访谈 12 名新毕业本科护士。访谈提纲主要围绕高等护理教育与临床实践之间有无脱节，高校护理教育能否满足临床护理工作需要。**结果**　新毕业本科护士对高校护理教育与临床岗位知识需求的脱节问题包括教学内容、教学方法、自我剖析与临床实习 4 个主题。教学内容理论与实践脱节：教科书滞后于临床、课程安排不合理；教学方法改革力度远不及预期所想；教师课堂教学渗透临床实践不足，教学方法创新宜同步模拟真实临床情景；学生自我剖析：综合能力薄弱、文献检索及论文撰写能力薄

① 杨芳，万雅雯，郭清. 新毕业本科护士体验高校护理教育与临床实践脱节的质性研究 [J]. 护理学报，2015，22（7）：10 - 12.

弱，对本专业所需要的素质依然迷茫，缺乏自主学习意识；临床实习理想与现实尚有距离：实习去向单一，希望以穿插式实践替代密集实习，希望临床带教老师多关注实习护士的精神需求与归属感需要。**结论**　高等护理教育临床实习与学校教育存在明显脱节。院校可通过完善课程安排，加强教学反馈，实践紧跟理论，改进教学方法，教师继续教育等措施改善临床与教学脱节问题。

> **例 2**　冯嘉蕾等撰写的《新生儿延迟断脐对母婴结局的影响研究》。①

[摘要]　**目的**　探讨延迟结扎脐带对母婴结局的影响。**方法**　选取 2016 年 10 月—2017 年 6 月在北京市三所医院分娩的 320 例产妇及新生儿作为研究对象，随机分组。实验组新生儿娩出后，待脐带搏动停止后结扎脐带；对照组新生儿娩出后 60 s 内立即断脐。比较两组母婴结局相关指标。**结果**　共 303 例产妇和新生儿完成研究，实验组 145 例，对照组 158 例。实验组断脐时间为 61～322 s，对照组断脐时间为 2～60 s，两组比较，差异具有统计学意义（$P < 0.01$）。两组新生儿出生即刻血红蛋白值、出生后 5～7 天血红蛋白值差异有统计学意义（$P < 0.05$）。两组新生儿出生后 5～7 天经皮胆红素值、5～7 天黄疸发生率、蓝光治疗情况、出生后 3 个月贫血发生率、出生后 3 个月纯母乳喂养率、产妇产后出血、严重产后出血、第三产程时间差异无统计学意义（$P > 0.05$）。**结论**　延迟结扎脐带可以提高新生儿出生即刻、出生后 5～7 天的血红蛋白值，不会增加产妇产后出血，延迟断脐与新生儿黄疸之间的关系仍需进一步研究。

（2）报道性摘要的写法

报道性摘要适用于综述类论文。因其对写作形式没有严格、统一的要求，因此，你要先浏览一下要投稿的期刊，看看它们是什么样的。尽管报道性摘要对写作风格和形式没有什么标准模式，但还是要把握住写作重点：简明介绍与研究主题有关的背景、研究范围、当前该领域的最新研究动态和进展，阐述最新概念或方法在护理中的应用，明确指出自己的创新性见解。

现在以王志娟等撰写的《孕产妇主观幸福感的影响因素及研究进展》② 一文为例，了解一下报道性摘要的概貌：

[摘要]　妊娠和分娩是女性自然的生理过程，但大多数孕产妇尤其是初产妇容易出现焦虑、恐惧等不良心理，伴随着这些不良情绪的发生，孕产妇的主观幸福感是否会受到影响，是值得关注的问题。然而国内对孕产妇主观幸福感的研究鲜有报道。本文对

---

①　冯嘉蕾，刘军，包艾荣，等. 新生儿延迟断脐对母婴结局的影响研究 [J]. 中华护理杂志，2018，53（2）：144－148.

②　王志娟. 孕产妇主观幸福感的影响因素及研究进展 [J]. 中国实用护理杂志，2018，34（31）：2477.

主观幸福感的内涵、测评工具和孕产妇主观幸福感的影响因素及国内研究现状进行系统综述，并提出孕产妇主观幸福感的研究展望，旨在对我国孕产妇主观幸福感的研究及实践提供参考。

三、如何提炼关键词

关键词，是护理专业期刊要求附注摘要的论文必须提供的专门用语。关键词位于摘要之下，足以看出其举足轻重的作用。

1. 关键词的作用

说得通俗一点，关键词就是一篇论文的醒目标签，它能牵住你的目光引发联想。透过关键词，你能抓住该论文涉及的知识领域，判断能否给你带来新的洞察、方法或启发。如下述 5 个关键词：延迟断脐、贫血、血红蛋白、黄疸、新生儿。我敢保证，你一看就能大致了解该论文研究的主题是什么，侧重论述的是什么，你是不是感兴趣，对你有用没用。它们是冯嘉蕾等撰写的《新生儿延迟断脐对母婴结局的影响研究》一文的关键词。由此你便可知：对编辑和读者而言，关键词起着告知研究范围和重点的作用；对科技期刊电子检索系统而言，关键词起着分类作用，你收集资料时可以分别在这 5 个关键词下收集到这篇文章。

2. 提炼关键词的方法

通常作者需根据论文内容或投稿期刊的要求，筛选出 3~5 个（也有要求 5~7 个）名词作为关键词。提炼关键词有如下技巧。

① 首先，从论文标题下手，分别选取标题中的研究对象、研究目的、研究方法作为关键词。

② 然后，从摘要中选取研究涉及的主要问题、观点作为关键词。

③ 还可从正文中选取论述的重要概念作为关键词。

例如，王志娟等撰写的《孕产妇主观幸福感的影响因素及研究进展》一文，作者附注的关键词是：孕产妇、主观幸福感、影响因素、研究进展。这 4 个关键词均选自论文的标题。倘若作者能再从摘要中选取"测评工具"作为关键词，就更完美了。

四、如何使用参考文献

参考文献是科技论文中不可或缺的一部分，千万不要因为它位于文章的最后而不予重视。也许我说"你引用的参考文献直接影响着论文的学术高度及你的研究水平"，你会一脸茫然，但是看完参考文献的作用，你会恍然大悟。

1. 参考文献的作用

（1）对作者

作者在论文中列出参考文献，一方面表现出自己对被引用作者的尊重，无抄袭，未侵犯人家的著作权，另一方面还表明自己做学问的严谨态度——文中的观点是有科学依据的，所说的话有出处，不是凭空而论。

从学术研究的角度讲，要求你的论文有系统性、新观点或新发现，以及参考文献的支持。比如，当你在文章开头描述研究背景时，参考文献决定着你是否站在国内外该领域的前沿；当你提出研究论点的时候，参考文献可影响到你在方法的融合与创新上能否得到提升；当你进行讨论和提出结论时，参考文献决定着它们有没有国内外理论的支持和印证。请牢记：如果参考文献收集的内容不新、不全，难免会造成重要观点及数据的缺失，甚至错误。

（2）对编辑

参考文献也是编辑及审稿人对稿件进行审定、取舍的重要依据之一。他们通过参考文献能看到你是否坚守学术诚信；通过参考文献的出版时间（以3—5年内为主）来判断该文能否反映最新的发展水平；通过参考文献数量的多少及外文所占的比例大小可大致了解作者阅读文献的广度和深度。

另外，编辑在审稿时还十分注意参考文献的标注是否规范。

2. 参考文献的使用规范

护理专业期刊的参考文献使用的是自然科学期刊统一采用的"温哥华式"。具体要求包括：

（1）在论文中引用别人的原文时，要紧随其后在［　］内标注上顺序号，序号按引用的先后顺序排列。标注方法为在引文的结尾处用上角标，如[1-2,5]。单独引用一篇参考文献时，直接标注其序号即可，如李佳[6]研究发现。如果你综合了几篇参考文献的观点，那么应将它们都标注出来，如"还有研究证明护士的职业认同程度、工作自主性会影响其情绪劳动能力[7-9]"。

在论文最后列出参考文献时，排列次序应与在正文中号码编排的序号一致。

（2）引用的参考文献一定要自己亲自阅读过原文。要用一手数据，而不是二手数据，确保对于引用的数据、句子与原文一致，准确无误。

（3）参考文献要来自可靠的出版社、期刊或其他纸质原始资料。对于网上的资料，只要是已经出版的，仍得引用纸质印刷品作为文献来源。

3. 参考文献的标注内容

按照投稿期刊对参考文献的标注要求认真书写，以体现论文的严谨性与科学性。

（1）期刊的标注内容

期刊类参考文献的标注内容具体包括：著者（1—3 位著者的姓名要写全名，三位以上作者只写前三名后加"等"字）；题名［J］. 刊名，出版年，卷（期）：页。

例如：王慧、杨敏、高伟，等. 护士情绪劳动表现策略与工作倦怠相关性分析［J］. 护理学杂志，2008，23（3）：1－3.

（2）图书类参考文献的标注内容具体包括：著者. 书名［M］. 出版地址：出版者，出版年：页。

例如：大卫·希尔弗曼. 如何做质性研究［M］. 李雪，张劼颖，译. 重庆：重庆大学出版社，2009：15.

五、通读全文

前面的四项写作内容都完成之后，接下来就是通读全文了，这是投稿前必须仔细检查的项目。大概很多作者与我一样，在写作进行中就开始动手修改，第二天再写时都从头阅读一遍，这样不但对不满意的地方可随时修改，而且还有助于思路的连续。以我的经验，论文写完后不要忙着投稿，待几天，然后再坐下来通读全文，这时会有全新的感觉或想法，会把稿子修改得更好。如果你是一位写作新手，也可以谨慎邀请一两位有投稿经验的同事，阅读你的文章，听听他们阅读后的想法。比如，哪里不太好？怎么改会好些？你自己通读全文时，关注的重点包括：

1. 检查文章结构

首先，检查论文的结构是否完整，小标题是否准确、醒目，以免由于疏忽而使内容不完整。你得确保基本结构坚实可靠，能支撑起主要论点和结论。

2. 推敲内容

推敲内容时要解决的问题：① 删除不需要的细节、多余的副词和形容词、重复的句子。② 修改错别字、蹩脚的过渡，对于过长或令读者读得喘不过气来的段落，可以把它们拆成逻辑紧密的几个短句。③ 把不通的句子改得顺口，文字措辞要精练。④ 在正文中第一次使用缩略语时，要在其后的括号中注明完整的中文表述。⑤ 要善于运用各种标点符号，准确反映行文的段落、层次、文句的逻辑关系等。⑥ 文面美观在一定程度上反映作者的实际写作水平。若手写稿，文字书写要工整、准确、规范；若打字稿，要注意字体、字号的选择。稿件上要有足够的空间，留给编辑修改。

假如你通读全文后，觉得需要修改的地方比较多，别着急，可以一步一步慢慢地修改。

3. 投稿技巧

（1）你每次只能给一家杂志寄去文章，等有退稿的回音后才能决定是否再往其他杂志寄稿，这是行规。

（2）对于修改稿，你要按照编辑的要求认真修改，从修改中学习你欠缺的东西。在寄修改完的稿件时，你最好附上一封感谢信，表达一下愿意花时间为你提出建设性修改意见的人的感激之情。

（3）对于退稿，原因不一定都是质量问题，还有：① 同类稿件多；② 该杂志对此类题材不感兴趣。要知道，如今各编辑部收到的稿件很多，通常不会出于礼貌而给你回复退稿原因，这不是针对你一个人，而是行业内的通行做法。所以，你不要情绪低落，匆忙地认为自己的文章写得不好。需冷静下来，多浏览其他杂志，向符合要求的编辑部投稿。

有一句名言："所有的好文章都是修改出来的。"这话说得一点都不错，从掌握写作套路（常规写作技能）到超越套路需要时间和不一样的训练，否则大家就不会感觉写论文太难了。退稿，对你来讲可能称得上是"意外情况"。我想这里面可能也有个"二八法则"——你用 20% 的时间就能应对 80% 的常规写作流程，但是应对剩下的20% 意外突发情况（如退稿），则需要 80% 的时间去学习，这就是"经验"的价值。①写作经验是日积月累的结果，但是显然也有快速提高经验的办法，这就是：认真反思，积极主动地在极端条件下练习，不管你现在的工作多忙多累，就算在夜深人静时，你也要忙着写点什么。我相信，天道酬勤，总有一天你会成为写作大家！

---

① 《得到》App，万维钢《精英日课第一季》（经验 = 对小概率意外的熟悉程度）.